安全用药知识读本

ANQUAN YONGYAO ZHISHI DUBEN

李根 主编

四川科学技术出版社

图书在版编目（CIP）数据

安全用药知识读本 / 李根主编. —成都：四川科学技术出版社, 2017.2.（2025.12重印）

ISBN 978-7-5364-8555-6

Ⅰ. ①安… Ⅱ. ①李… Ⅲ. ①用药法-基本知识 Ⅳ. ①R452

中国版本图书馆CIP数据核字第（2017）第027604号

安全用药知识读本

主　　编　李　根

出 品 人　程佳月
责任编辑　任维丽
封面设计　蒋　奕
版式设计　张德蓉　蒋　奕
责任出版　石永革
出版发行　四川科学技术出版社
成都市锦江区三色路238号　邮政编码 610023
官方微信公众号 sckjcbs
传真 028-86361756
成品尺寸　140 mm × 210 mm
印　　张　3　字数 35 千　图 65 幅
印　　刷　四川机投印务有限公司
版　　次　2017年 2 月第 1 版
印　　次　2025年 12 月第 8 次印刷
定　　价　26.00元

ISBN 978-7-5364-8555-6

邮　购：成都市锦江区三色路238号新华之星A座25层　邮政编码：610023
电　话：028-86361770

本书编委会

主　编：李　根

副主编：梁　华　陈　力

编　委：谭　婕　杨　佳　王　涵　伍丽萍
石红霞　郭文玫　江永贤　吴　波
李　莉　周晓玲　陈美华

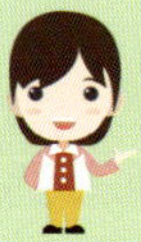

前言

安全用药关系到人民群众的身体健康和生命安全，药物治疗是目前很多疾病的有效治疗手段。随着社会的发展，人们获得药物的渠道已从单一的医院药房过渡到医院药房、社会药房等多种渠道，药物的新剂型亦层出不穷。本书通过对药物包装、各种标识、各类常见剂型的正确使用方法、用药中的常见注意事项、妇女儿童常见疾病的治疗用药等进行通俗易懂的图文介绍，让广大读者学习保障安全用药的基本知识等方面的内容，以期进一步提高群众的药品安全意识和安全用药能力，保障人民群众用药安全。

目录

一、正确识别药品包装的各类标识

药品外标签上的信息包括药品通用名称、成分、性状、适应证或者功能主治、规格、用法用量、不良反应、禁忌、注意事项、储藏、生产日期、产品批号、有效期、批准文号、生产企业等内容。适应证或者功能主治、用法用量、不良反应、禁忌、注意事项不能全部注明的，一般会标出主要内容并注明“详见说明书”字样。

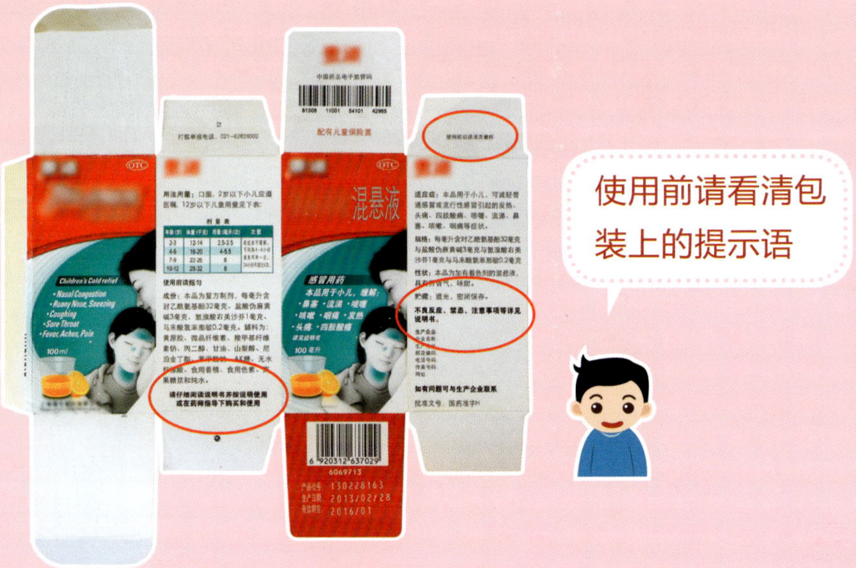

1. 正确区分药品名称

市场上的药品有时往往有多种名称，给选购药品带来诸多不便，但弄清了药品的通用名、商品名（品牌名）和别名的区别后，也许会对您大有帮助。一种药品只有一个通用名，但商品名可有很多，使用者只需要弄清药品的正名（通用名）就能避免重复用药。

商品名（品牌名）：许多生产厂家或企业为了树立自己的形象和品牌，往往给自己的产品注册商品名或者商标（品牌名），以示区别。例如下图解热镇痛药对“乙酰氨基酚混悬滴剂”为通用名，扑热息痛为别名，泰诺林为商品名，泰诺为商标。

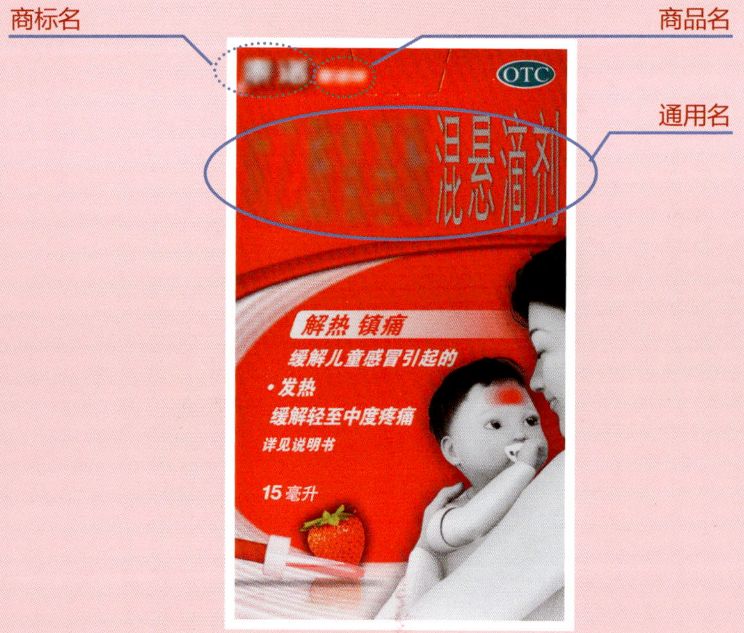

2. 正确认识药品批准文号

药品批准文号是指国家食品药品监督管理局批准药品生产企业生产药品的文号，是药品生产合法性的标志，也是鉴别假药、劣药的重要依据。未取得批准文号而生产的药品按假药论处。目前药品批准文号为“国药准字”+“字母”+“八位数字”（如国药准字 H20050203）。

化学药品	国药准字 H××××××××
中成药	国药准字 Z××××××××
生物制品	国药准字 S××××××××
药用辅料	国药准字 F××××××××
进口药品	国药准字 J××××××××

药品批准文号格式

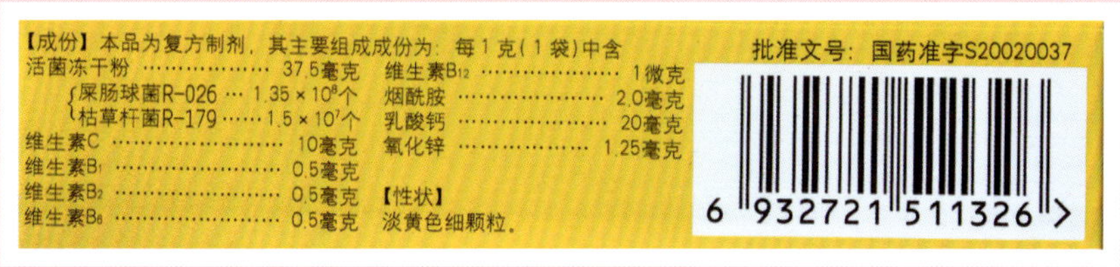

很多人往往分不清药品和保健品，错把保健品当成药品。其实我们在购买的时候可以注意产品的批准文号，这样就更能方便我们做出判断。

保健食品批准文号格式

国产保健食品	国食健字G ×××××××××
进口保健食品	国食健字J ×××××××××

保健药品批准文号：

国产保健药品	国药准字B ×××××××××

3. 正确认识药品有效期

药品均有有效期，在此期限内能保证药品质量，发挥药效以达到治病的目的，因此在购买药品时应注意其生产日期和使用期限。

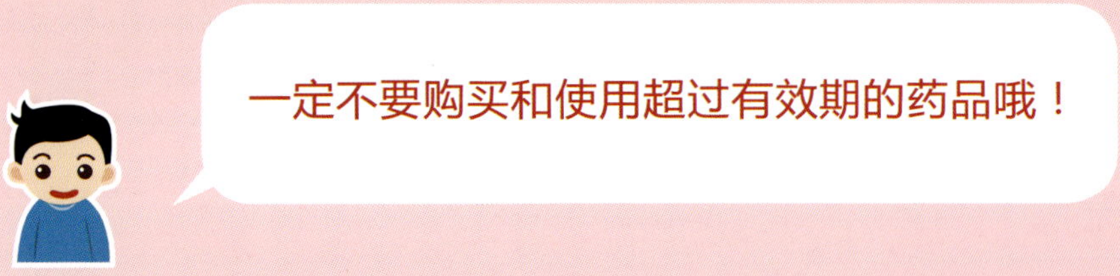

药品标签上的有效期是按照年、月、日的顺序进行标注的，年份用四位数字表示，月、日用两位数表示。生产批号、有效期或失效期：生产批号表示具体生产日期，有效期或失效期为药品质量可以保证的期限。

其具体标注格式为“有效期至 ×××× 年 ×× 月”或者“有效期至 ×××× 年 ×× 月 ×× 日”；也可以用数字和其他符号表示为“有效期至 ××××. ××.”或者“有效期至 ××××/××/××”等。如下图有效期至 2017/09，则表示该药品可使用到 2017 年 9 月 30 日。

4. OTC 及其他药品专用标识

OTC（Over The Counter）是非处方药的标志，是指患者可不经过医生处方，直接从药房或药店购买的药品，而且是不在医疗专业人员指导下就能安全使用的药品，即不需要凭借执业医师或助理医师的处方即可自行选购、使用的药品。

非处方药都是经过较长时间的全面考察，具有疗效确切、使用方便、毒副作用小，通常不会引起药物依赖性、耐药性或耐受性，也不会造成体内蓄积中毒，不良反应发生率低。

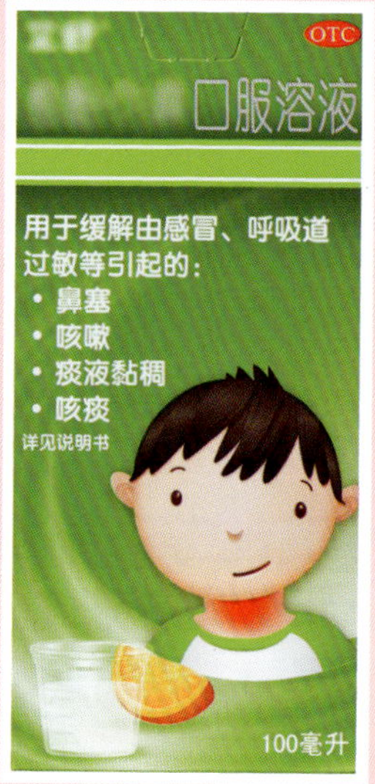

非处方药又分为甲类非处方药和乙类非处方药，分别标有红色和绿色 OTC 标记。

甲类 OTC 为红色标记，是只能在具有《药品经营许可证》配备执业药师或药师以上技术人员的社会药店、医疗机构药房零售的非处方药。甲类非处方药须在药店由执业药师或药师指导下购买和使用。如右图右上角标示：

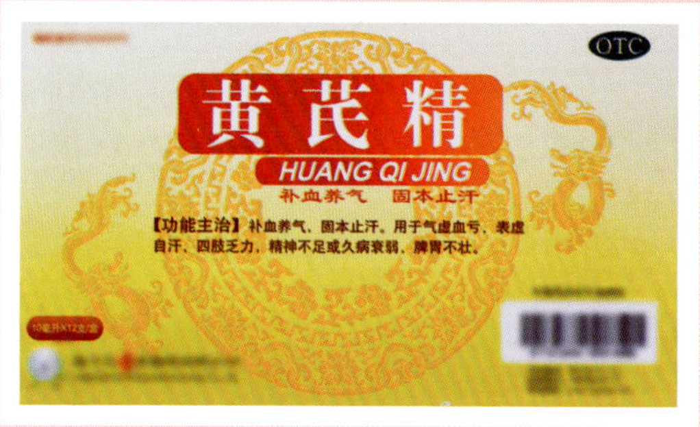

乙类 OTC 为绿色标记，除可在药店出售外，还可在经食品药品监管部门批准的超市、宾馆、百货商店等处销售。如左图右上角所示：

麻醉药品、精神药品、医疗用毒性药品、放射性药品、外用药品和非处方药的标签，必须印有规定的专用标志（见下图）。

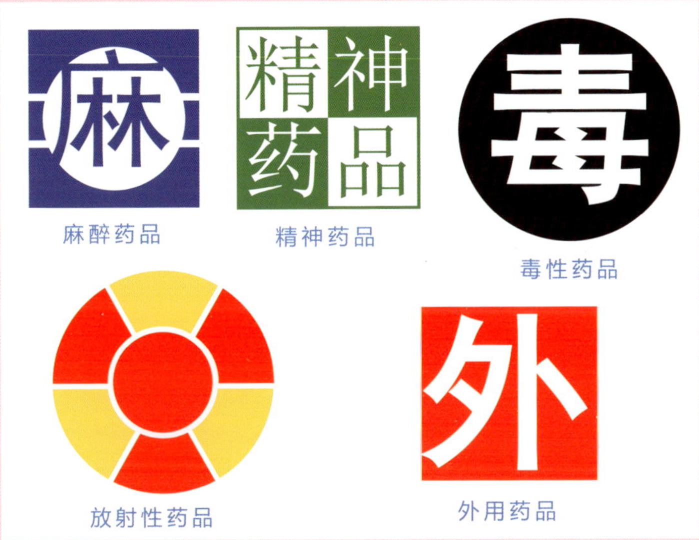

5. 药品条形码和药品监管码

中国药品电子监管码是对药品实施监管，为每件最小销售包装单位的药品赋予的电子标识标签。每件药品的电子监管码唯一，即“一件一码”，好像人的身份证，也就是药品的电子身份证。可以依靠覆盖全国的国家药监网平台完成产品状态查询、追溯和管理功能。国家食品药品监督管理局印发的《2011～2015年药品电子监管工作规划》提出，到2015年底前要实现药品全品种全过程的电子监管。现已将麻醉药品、精神药品、血液制品、中药注射剂、疫苗、基本药物全品种纳入电子监管。目前国家食品

药品监督管理局启用的电子监管码为 20 位，药品电子监管码样式如下图（如下图）

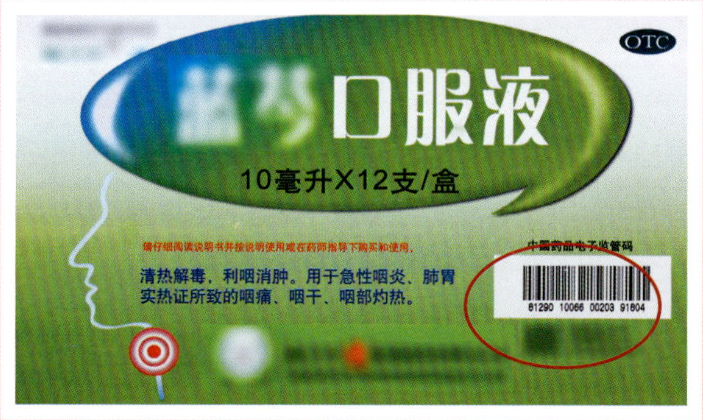

消费者可以借助短信、电话、网络等形式便利的查询药品真实性和质量信息。消费者可以获得的信息包括药品通用名、剂型、制剂规格、包装规格、生产企业、生产日期、产品批号、有效期、批准文号以及药品流向等。如发现问题可与当地食品药品监管部门联系。例如网络查询可以登录中国药品电子监管网输入药品外包装的中国药品电子监管码、区号、电话进行查询。

区别于药品电子监管码，药品外包装上一般还有另外一个条码即商品条形码，商品条形码是应用在零售商品的13位商品条形码，是国际组织公布的非强制标准，是“一类一码”，主要用于POS扫描结算，消费者可以通过手机扫码软件扫描查询药品具体信息，不能分辨真假和记录产品质量，不能实现产品流通跟踪。如下图共13位，分4个部分，1～3位为国家代码，4～8位为生产厂商代码，9～12位为厂内商品代码，第13位为校验码。

商品条形码

44080.03S

6 932833 600079

产品批号

生产日期

有效期至

二、正确储存药品

正确储存药品是保证药品质量的重要环节，那么如何正确地储存药品呢？主要是把握好以下几个关键点：

温度：在药品说明书【贮藏】项下，会规定药品保存温度。药品说明书上若无特别说明，一般为“常温保存”。

“常温保存”，不超过 30℃保存；“阴凉处保存”，不超过 20℃保存；“冷藏保存”，2～8℃保存，即置于冰箱冷藏格中保存。也有些药品会注明不能冷藏，比如“吸入用布地奈德混悬液”

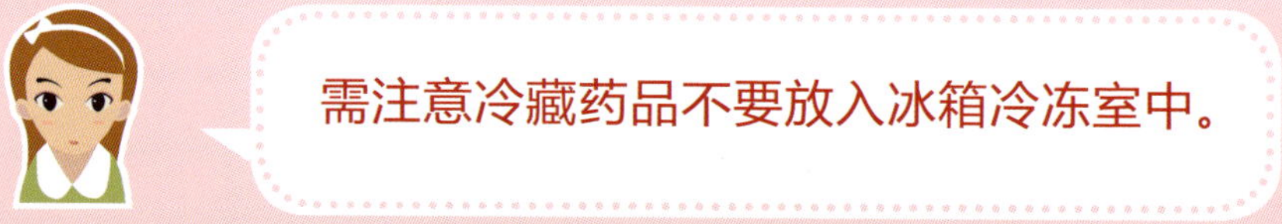

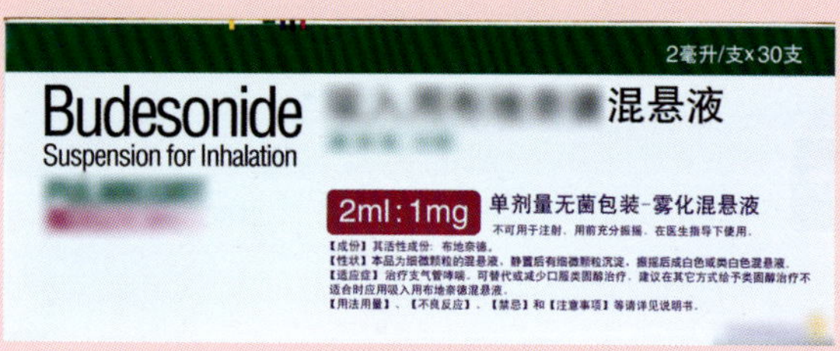

防潮：药品受潮容易变软、变质，故应防潮，在干燥处存放药品，避免在厨房、卫生间等湿度大的环境中存放药品。已开封的瓶装药品应拧紧瓶盖，已开封仅剩小包装的药品可以在外面再套上保鲜袋并扎紧袋口。

避光：光照会使部分药品变质，储存药品时，应保持原有药品包装，并在暗处保存，不要分装到透明容器并置于光照强烈的地方。

大多数药品说明书【贮藏】项中都会要求密闭保存。以下三类药品尤其需要密封保存：易风化药品，酒精及以酒精等为溶剂的易挥发药品，易氧化药品。比如说中药芒硝、门冬氨酸钾镁片、风油精、地高辛酏剂、维生素C片、补铁制剂等都需要密封保存。

已过效期的药品不能再保证药效、品质，每隔一段时间应该对储存的全部药品进行清理，丢弃已失效的药品，效期临近的药品要在外包装上做好提醒标记，并摆放在外侧醒目的位置，有需要时先行使用。所有家中存放的药品最好都在使用前进行效期检查。

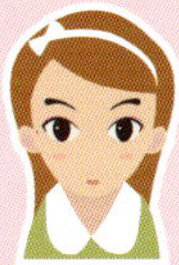

三、正确了解剂型以及不同剂型的正确给药方法

1. 正确使用滴眼剂、眼膏剂

滴眼剂指药物制成供滴眼用的澄明溶液或混悬液，用以防治或诊断眼部疾病。

大多数滴眼剂一般不需要振摇，用时先要核对药品名称、浓度，检查澄明药液是否澄明，有无异物、浑浊。具体使用前参照说明书。水溶性和混悬性眼药合用时，先用水溶性的，后用混悬性的。滴眼液瓶口不能接触任何物体，以免污染瓶内药物。第一滴眼液可弃去不用。

眼膏剂（Eye ointments）指药物与适宜基质制成的专供眼用的灭菌软膏剂具有疗效持久、能减轻眼睑对眼球的摩擦等特点。一般适于睡前使用。

若同时应用眼液和眼膏，间隔时间应为 10 ～ 20 分钟，先用眼液后用眼膏。

眼用混悬剂和眼膏，需在室温密闭储存，不能冷冻。如果混悬剂和眼膏变色，不能继续使用。部分滴眼剂要求冰箱冷藏。同时为保证药物的安全有效，滴眼液和眼药膏开启后，一般只可使用四周。

滴眼剂用法：做好准备：先洗手，保持仰卧位或坐位，头略后仰；左手轻轻拉下眼睑，右手滴一滴眼药于结膜囊内，轻提下眼睑覆盖眼球，使药液充满整个结膜囊内，闭眼休息 1 ～ 2 分钟。滴药时离眼睑 2 ～ 3 厘米，勿使滴管口碰及眼睑或睫毛，以免污染。一般先滴右眼后左眼，本着“先健眼，后病眼”。如数种药品同用须稍有间歇。

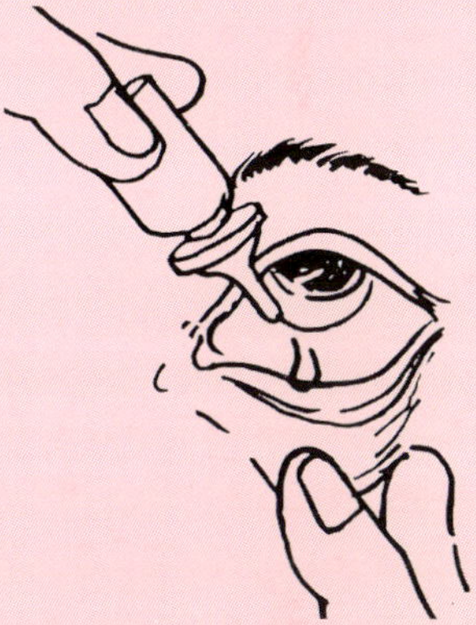

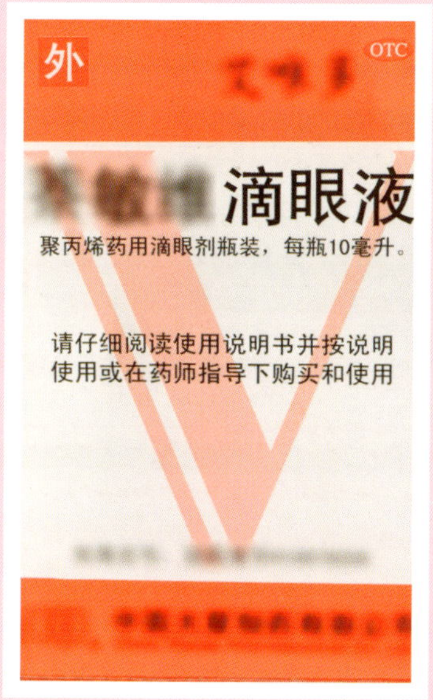

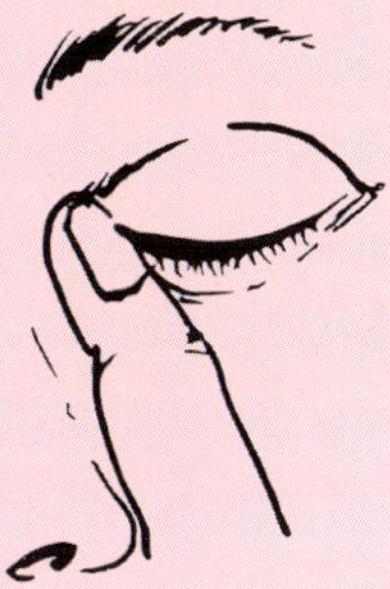

眼膏剂用法：清洁双手，用消毒的剪刀剪开眼膏管口。将头部后仰，眼往上望，用食指轻轻将下眼睑拉开成一袋状，压挤眼膏剂尾部，使眼膏成线状溢出，将约 1 厘米长的眼膏挤进下眼袋内（如眼膏为盒装，将药膏抹在玻璃棒上涂敷下眼睑内），轻轻按摩 2 ～ 3 分钟以增加疗效。注意不要使眼膏管口直接接触眼或眼睑。眨眼数次，使眼膏分布均匀，后闭眼休息 2 分钟，用脱脂棉擦去眼外多余药膏，盖好管帽。多次开管和连续使用超过 1 个月的眼膏不要再用。

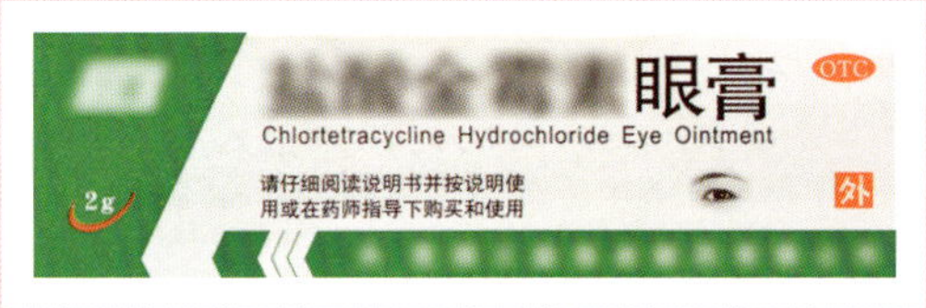

眼用制剂虽属局部用药，但对全身仍有影响，因此应注意禁忌症，特别是老人、儿童、孕妇等特殊人群。自我选用眼用制剂时应提前咨询医师或执业药师。

眼用制剂的保存：严格按照说明书保存，特别是注意避光、密闭、阴凉处保存。若眼用制剂为一次使用包装，即使有剩余药液也必须丢弃。

2. 正确使用滴耳剂

滴耳剂指滴入耳道内的液体药物制剂，对耳道起清洁、消炎、收敛等作用。滴耳剂主要用于耳道感染或疾患。如果耳聋或耳道不通，不宜应用。耳膜穿孔者也不要使用滴耳剂。

用法：**将滴耳剂用手捂热使其接近体温**，头部微向一侧，患耳朝上，抓住耳垂轻轻拉向后上方使耳道变直，一般一次滴入5～10滴，一日2次，或参阅药品说明书的剂量。

滴入后休息5分钟，更换另外一只耳，滴耳后用少许药棉塞住耳道，注意观察滴耳后是否有刺痛或烧灼感。连续用药3日患耳仍然疼痛，应停止用药，及时去医院就诊。

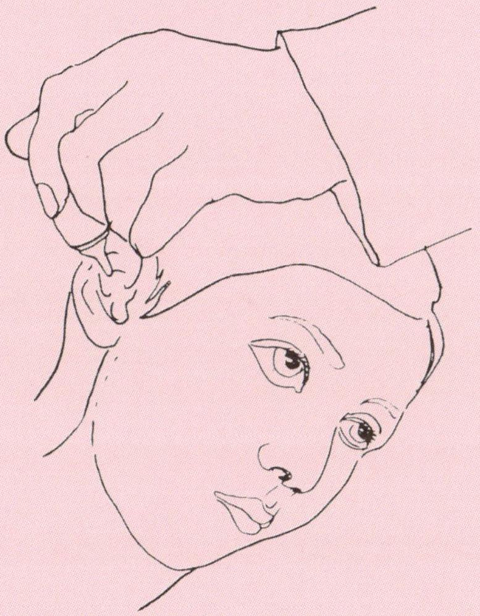

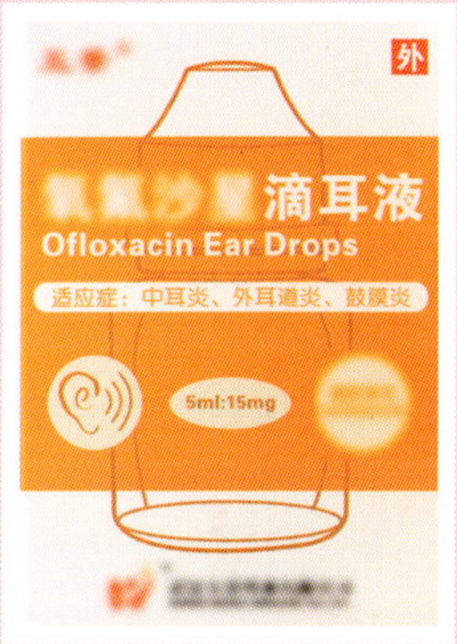

滴耳剂在外形上和滴眼剂十分相似，家长一定要注意不要用混哦！

3. 正确使用滴鼻剂

滴鼻剂系指药材提取物或药物用适宜的溶剂制成的供滴入鼻腔用的液体制剂，分为溶液型、混悬型和乳浊型三种。滴鼻剂用于鼻腔内的药物（液剂），有滴剂、喷雾剂、注入剂及洗净剂等。一般配成等渗或略为高渗，pH 值为 4.5 ～ 6.5。

用法：首先要将鼻腔内的分泌物擤净。滴鼻剂时可用两种姿势：

一种是仰卧向后垂头式，即患者在滴药时仰卧于床上，肩部垫一软枕，使头部尽量向后仰，使鼻腔低于口咽部。滴药时，滴鼻剂应距鼻孔 1 ～ 2 厘米，每次滴药 3 ～ 4 滴。让药液顺着鼻孔一侧慢慢流下，让鼻腔侧壁对药液起到缓冲作用，以免使药液直接流入咽部，让苦味难忍。滴完药后，用手指轻按几下鼻翼，使药液布满鼻腔。然后，保持滴药姿势 3 ～ 5 分钟，再坐起。鼻黏膜炎，蝶窦炎的患者，采用此法较好。

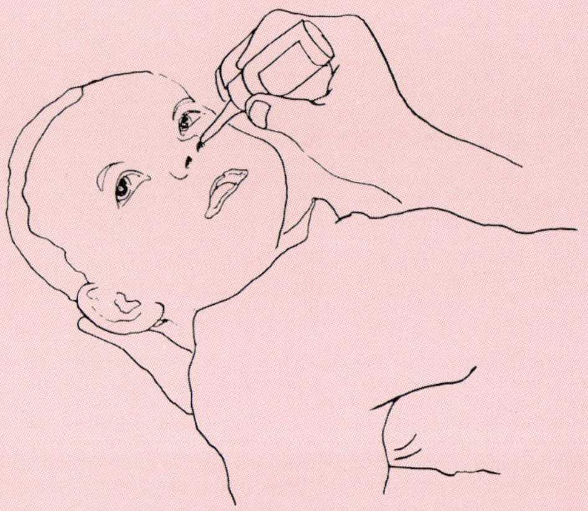

二是侧卧侧下垂头式，即让病人侧卧，让头部偏向需要用药的鼻腔那侧，头部向肩部下垂，使头部低于肩部，然后滴药。如果双侧鼻腔都需滴药，则在一侧鼻腔滴药 5 分钟后，把身体和头偏向另一侧，再滴药。上额窦炎的患者采用此种方法较好。

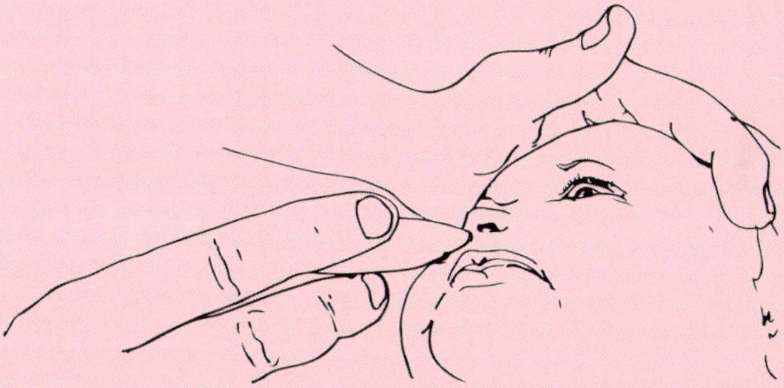

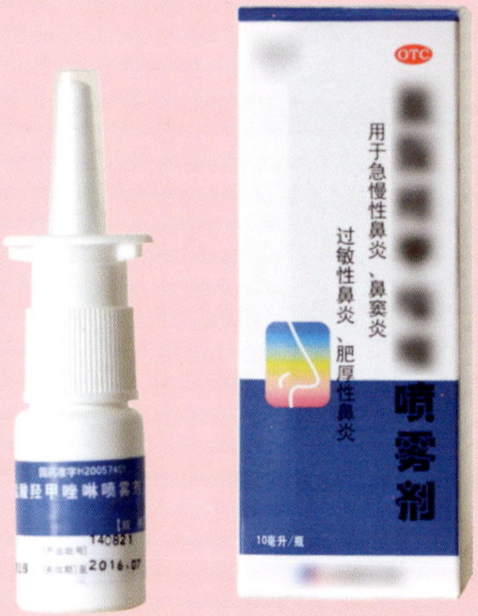

注意不能长期擅自依靠滴鼻液来改善鼻腔疾病，当药液使用效果越来越差时，应停止继续使用，及时查找原因并请专科医生诊治，以免丧失治疗时机。滴鼻剂长期滴用，可导致药物性鼻炎，如并发萎缩性鼻炎、鼻息肉、鼻窦炎、中耳炎等。同时使用几种滴鼻剂应先用鼻黏膜血管收缩剂，再用抗菌药，或遵医嘱。

4. 正确服用泡腾片

泡腾片是含有泡腾崩解剂的一种片剂。泡腾崩解剂通常是有机酸和碳酸钠、碳酸氢钠（小苏打）的混合物。当泡腾片放入水中之后，酸、碱在水的作用下电离，并发生复分解反应，产生大量二氧化碳（气体），使片剂迅速崩解和融化，有时崩解产生的气泡还会使药片在水中上下翻滚，加速其崩解和融化。泡腾片分为口服剂型和阴道泡腾剂型，由于崩解产生的大量泡沫增加了药物与病变部位的直接接触，更好地发挥其疗效作用。泡腾片崩解快速、服用方便、起效迅速，生物利用度高，能提高临床疗效。特别适用于儿童、老年人以及吞服药丸困难的患者。经过调味后的泡腾片，口味更佳，病人更乐于接受。

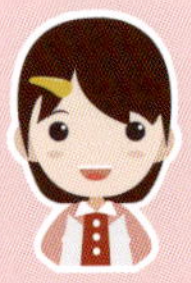

但由于泡腾片中所含的碳酸氢钠吞服产生大量二氧化碳可能导致幼儿窒息死亡，有机酸可能导致食道灼伤，家长得尤为注意。服用泡腾片时必须等待药物完全溶解或气泡消失后再饮用，严禁直接含服或吞服。

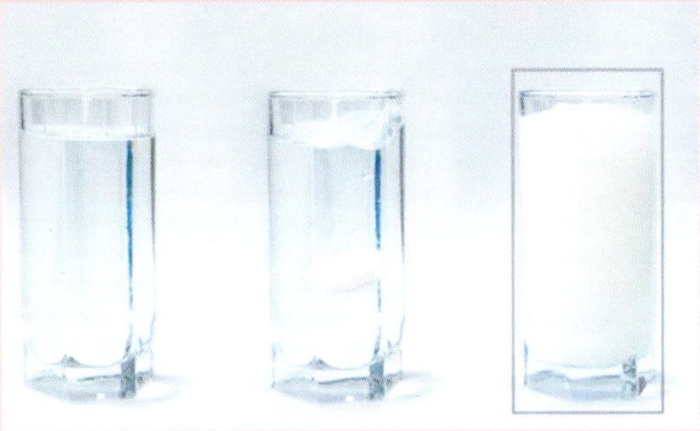

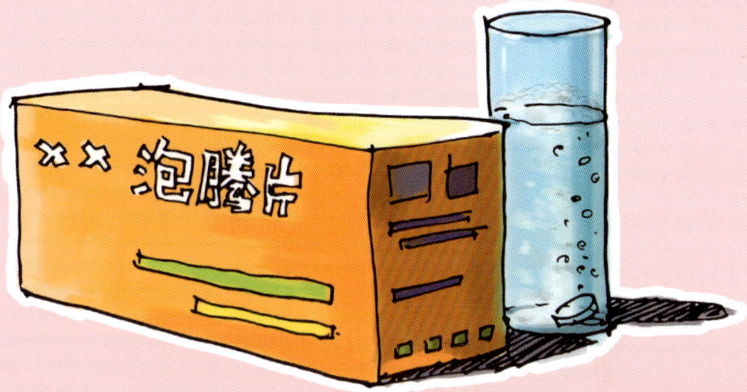

5. 正确服用分散片

分散片是指遇水迅速崩解形成均匀混悬液的一种片剂。在19～21℃水中一般3分钟内可完全崩解形成均匀的混悬液，吸收较快、充分，大大地提高了药物的吸收度。相对于普通片剂、胶囊剂等固体制剂，分散片具有服用方便、崩解迅速、吸收快和生物利用度高、能降低药物的不良反应等优点。特别对老、幼和有吞咽功能障碍的病人服用方便。**分散片可直接用水吞服，也可**

放入适量温开水中搅拌均匀后服用。

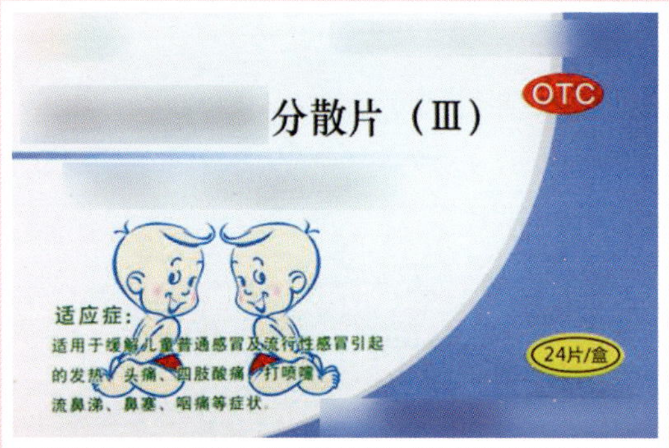

6. 正确服用肠溶片 / 肠溶胶囊

肠溶片 / 肠溶胶囊，通俗来讲，就是在胃液中不溶解，仅在肠液中崩解溶化，在小肠内才能被溶解吸收的药物。服用肠溶片或者肠溶胶囊的时候，直接用水吞服，不要把药片掰开来服用，否则胃酸可能使其失效，或者药物对胃黏膜造成损伤。

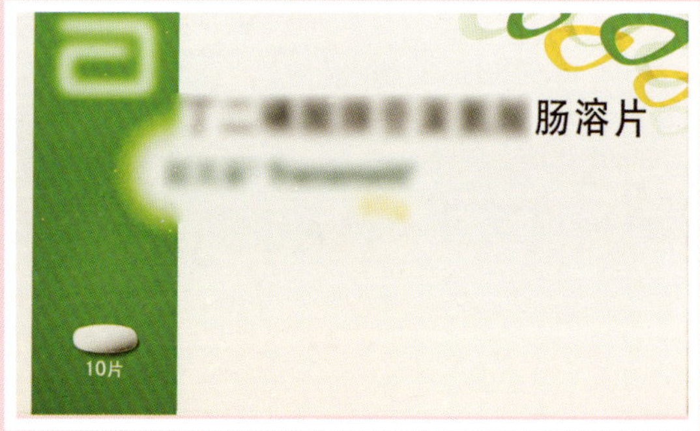

7. 正确服用控、缓释制剂

缓释制剂系指在规定的释放介质中，按要求缓慢地非恒速释放药物，用药后能在长时间内持续放药以达到长效作用的制剂。

控释制剂系指在规定的释放介质中，按要求缓慢地恒速或接近恒速释放药物，药物能在预定的时间内自动以预定的速度释放，使血药浓度长时间恒定维持在有效浓度范围之内的制剂。

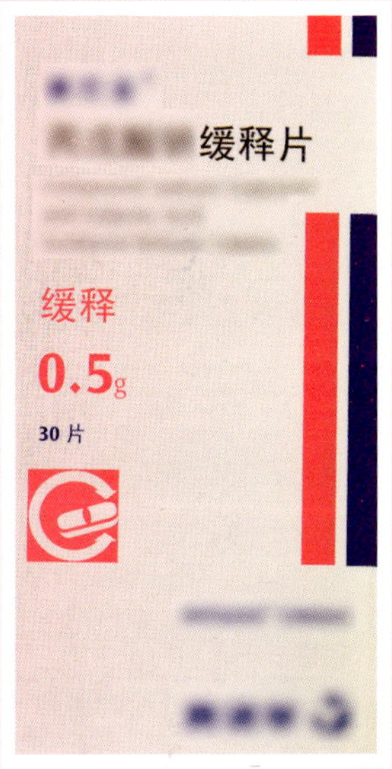

口服缓、控释制剂均为长效制剂，能够降低血药浓度波动，减少给药次数，降低药物的毒副作用，既可提高用药的依从性，又能保证用药的安全、有效。

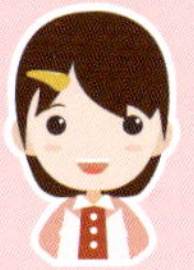

口服缓控释制剂正确服用方式为：整片吞服，不可截开，用量应根据病情的严重程度、年龄选择不同规格的药片。只有少数骨架型缓释片可以掰断使用，如盐酸曲马多缓释片，它采用的是特殊缓释技术，片剂中间有刻痕，但只能沿刻痕掰开，半粒使用。

8. 正确服用滴丸剂

滴丸剂指固体或液体药物与适当物质（一般称为基质）加热熔化混匀后，滴入不相混溶的冷凝液中、收缩冷凝而制成的小丸状制剂，就像蜡烛滴到水里一样的原理，主要供口服使用。亦可供外用和局部如眼、耳、鼻、直肠、阴道等使用。

滴丸剂具有速效、高效、长效的优势。滴丸多为舌下含服，药物通过舌下黏膜直接吸收，进入血液循环，避免了吞服时引起的肝脏首过效应，以及药物在胃内的降解损失，使药物高浓度到达靶器官，迅速起效。一般含服 5 ～ 15 分钟就能起效，最多不超过 30 分钟。有的还加入了缓释剂，可明显延长药物的半衰期，达到长效的目的。

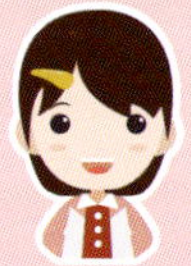

服用滴丸时应注意：仔细看好药物的服法，剂量不能过大。宜以少量温开水送服，或直接含于舌下。滴丸在保存时不宜受热。

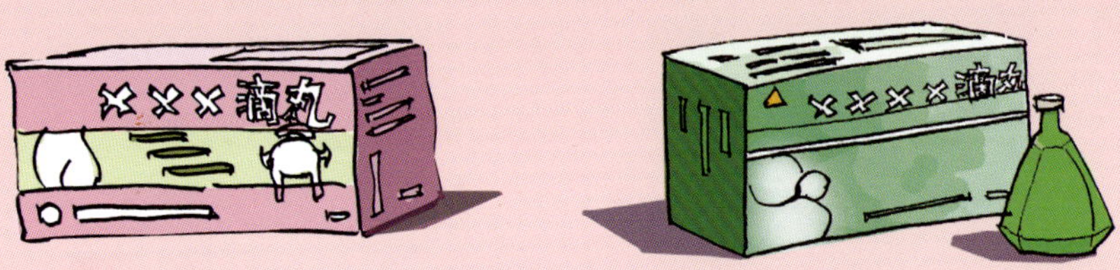

9. 正确服用咀嚼片

咀嚼片是指于口腔中咀嚼或吮服使片溶化后吞服的片剂，常加入蔗糖、薄荷油等甜味剂及食用香料调整口味，服用方便，

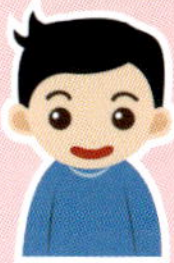

可吞服、咀嚼含吮或用水分散后服用。

尤其适合老人、青少年、中风患者、吞服困难及胃肠功能差的患者，可以减少药物对胃肠道的负担。

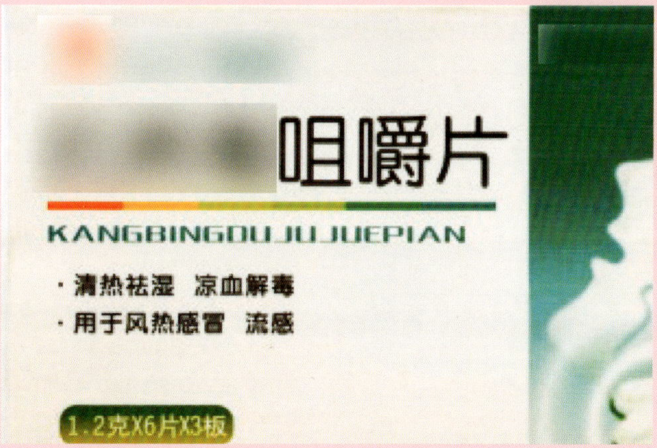

10. 正确服用胶囊

胶囊剂是药物填装于空心硬质胶囊中或密封于弹性软质胶囊中而制成的固体制剂。特点：用胶囊装的药物，一般都是对食道

和胃黏膜有刺激性的粉末或颗粒，或口感不好、易于挥发、在口腔中易被唾液分解，以及易吸入气管的药。这些药装入胶囊，既保护了药物药性不被破坏，也保护了消化器官和呼吸道，去掉胶囊壳可能会造成药物流失、药效降低。另外，有些药物需要在肠内溶解吸收，胶囊保护药物不被胃酸破坏。

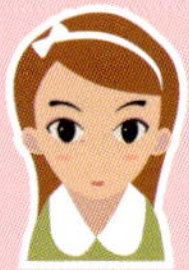

使用时应该尽量用温水或冷水为宜，直接吞服，将胶囊和水一起吞咽下去。除患者服用胶囊类药剂确实有困难，尽量不要剥开服用尤其是缓释胶囊和肠溶性胶囊绝对不可剥开。

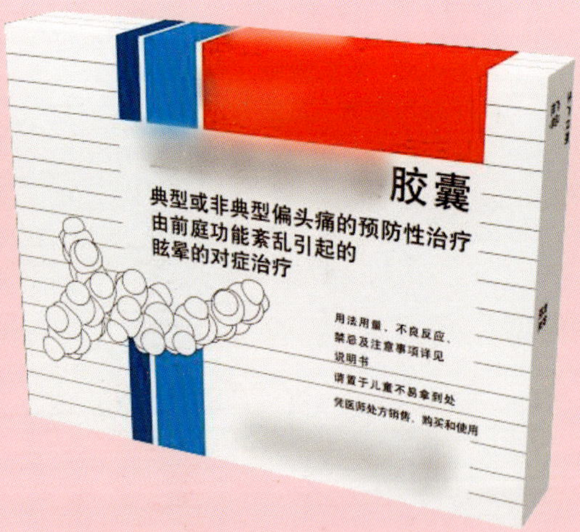

但还有一种特殊的胶囊型的药物，又称滴剂；服用时往往需要将外壳剪开，将内容物滴入口中服用。比如儿童常用的维生素AD滴剂。

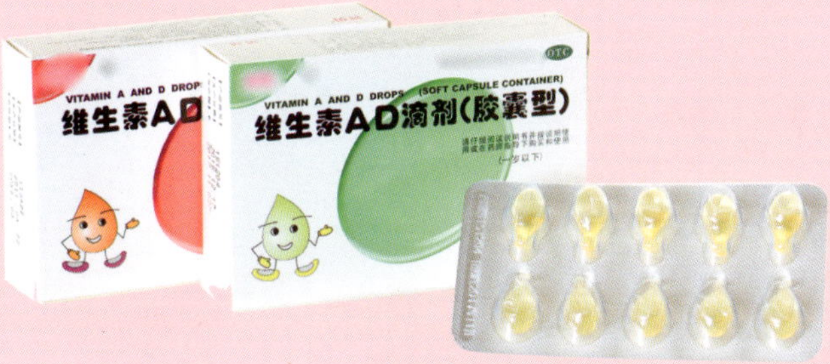

11. 正确使用散剂

散剂也称粉剂，系药物与适宜的辅料经粉碎、均匀混合而制成的干燥粉末状制剂。供内服或外用。

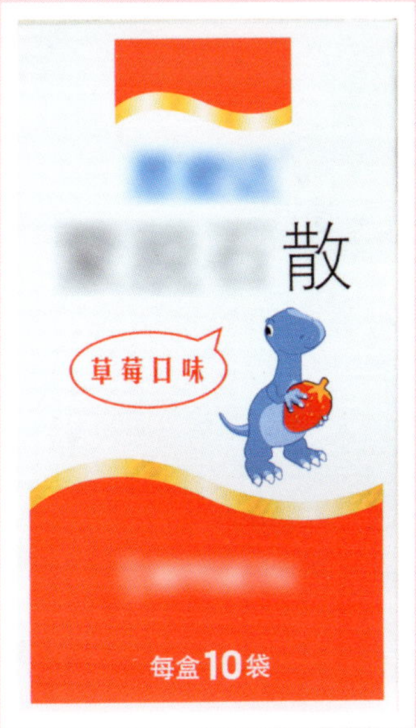

散剂具有以下一些特点：

1）粉碎程度大，比表面积大、易分散、起效快。

2）外用覆盖面大，具保护、收敛等作用。

3）制备工艺简单，剂量易于控制，便于小儿服用。

4）储存、运输、携带比较方便。

散剂有内服和外用两种。内服散剂可直接冲服；外用散剂一般匀撒疮面上或患处；还有吹喉、点眼等外用散剂等。

在储存过程中要注意避免吸潮变质。

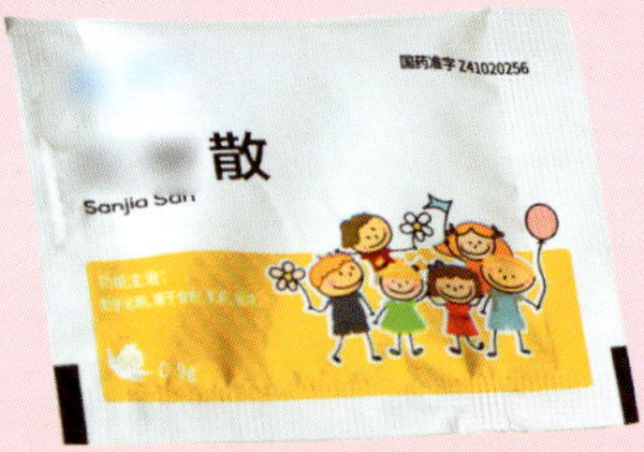

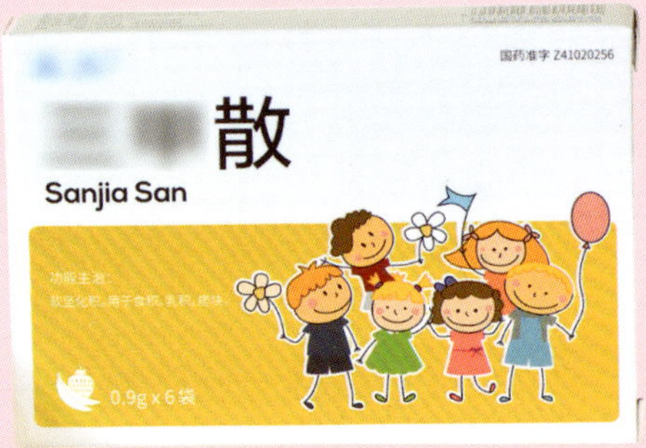

12. 正确服用颗粒剂

颗粒剂系指药物与适宜的辅料制成具有一定粒度的干燥颗粒状制剂，颗粒剂可分为可溶颗粒（通俗为颗粒）、混悬颗粒剂、泡腾颗粒、肠溶颗粒、缓释颗粒和控释颗粒等。

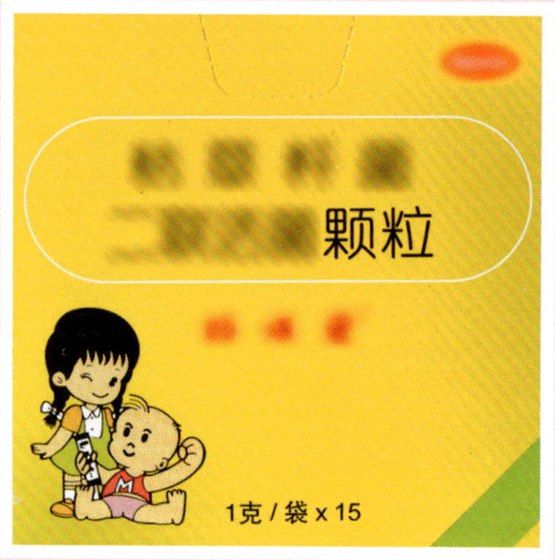

主要特点是吸收快、显效迅速、方便、稳定、口感好，可以直接吞服，也可以冲入水中饮入，应用和携带比较方便，溶出和吸收速度较快。

需要注意泡腾颗粒剂要溶于温开水中，溶解完全，澄清后服用。

13. 正确使用吸入剂

吸入剂是指一种或一种以上的药物，经特殊的吸入装置给药，进入呼吸道，发挥全身或局部作用的给药系统。

特点是药物直达肺部，用量小，作用快，安全性高。

使用方法和注意事项：

常见的吸入剂有压力定量型气雾剂和干粉型吸入剂。

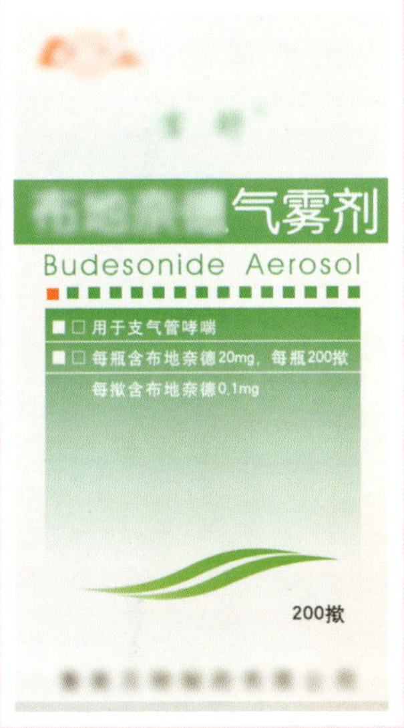

1）压力定量型气雾剂 如布地奈德气雾剂

（1）轻摇瓶体，使药物和抛射剂混合均匀，然后拧下瓶盖。首次使用或上次使用超过一周者，应先向空中试喷一次。

（2）使用者的头部略向后仰并缓慢地呼气，尽可能呼出肺内的空气。

（3）将气雾剂的吸嘴紧紧地含在口中并屏住呼吸，用食指按住气阀使药物喷出，同时做深吸气，吸气的时间最好大于 5 秒钟（有的装置带笛声，若没听到笛声则表示药物未被吸入）。

（4）屏住呼吸 5 ～ 10 秒钟，使药物随气流进入支气管深部。

（5）将瓶盖盖上。用清水漱口，去除上咽部残留的药物。

2）干粉型吸入剂，因药物吸入装置不同，分为储存剂量性涡流式干粉吸入器，准纳器和旋蝶式干粉吸入器

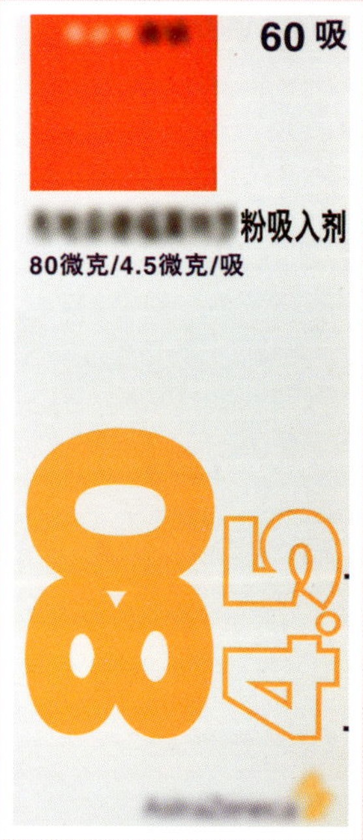

（1）储存剂量性涡流式干粉吸入器，如布地奈德福莫特罗粉吸入剂，使用时：

①旋松盖子并拔出。

②使旋柄在下方，握住吸入器使之直立。尽量把旋柄拧到底，然后再回到原来位置，这样就往吸入器加入了一个剂量的药物。

③呼气，不可对着吸嘴呼气。

④轻轻地把吸嘴放在上下牙齿之间，双唇包住吸嘴，用力且深长地用嘴吸气。不要咀嚼或用力咬吸嘴。

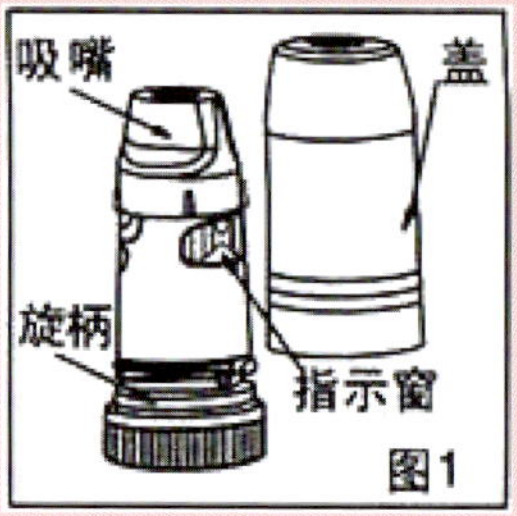

图1

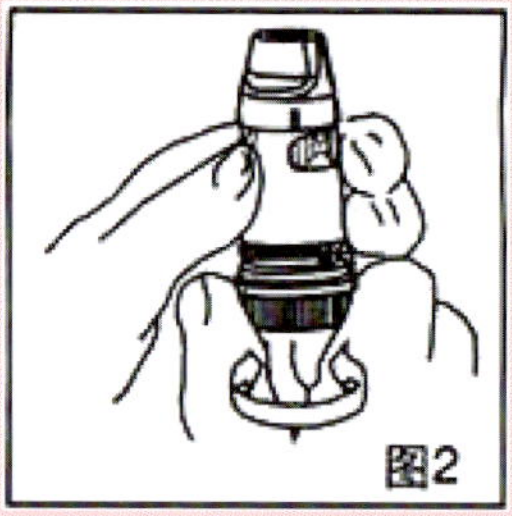
图2

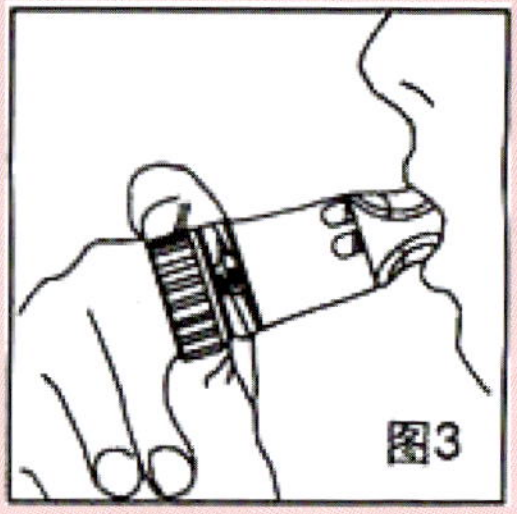
图3

⑤将吸入器从嘴部移开，然后呼气。若处方中需要给予多个剂量，重复步骤②～⑤。

⑥盖上盖子。

⑦吸入完所需剂量后，用水漱口。

＊参见布地奈德福莫特罗粉吸入剂说明书。

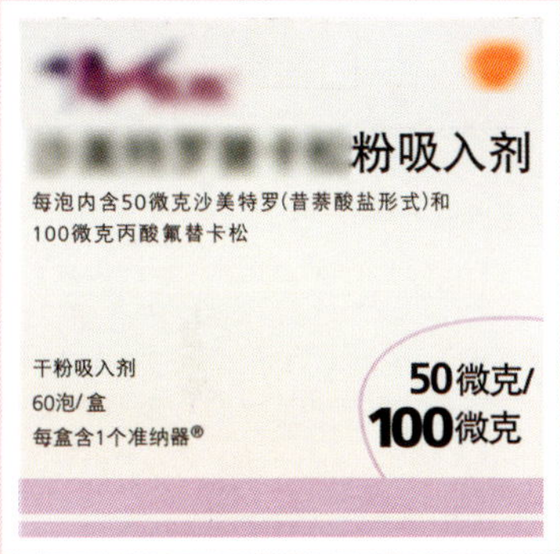

（2）准纳器，如沙美特罗替卡松粉吸入剂，使用时：

①使用者一手握住准纳器的外壳，用另外一只手的拇指向外推到准纳器的滑杆，直至准纳器发出“咔哒”的声音。

②在保证平稳呼吸的前提下，尽量呼气。

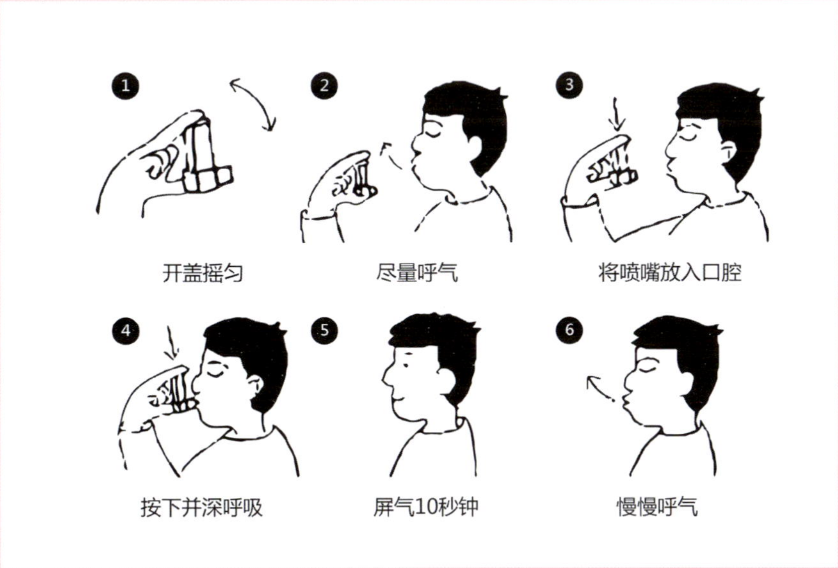

③将吸嘴放入口中，并深深地吸气，即完成一次药物的吸入。

④吸入药物后需屏住呼吸 10 秒钟。

⑤将准纳器从口中拿出，缓慢的恢复呼气，同时推到滑杆，将准纳器关闭。

（3）旋蝶式干粉吸入器：丙酸倍氯米松吸入剂、沙丁胺醇干粉吸入剂。

14. 正确使用外用洗剂

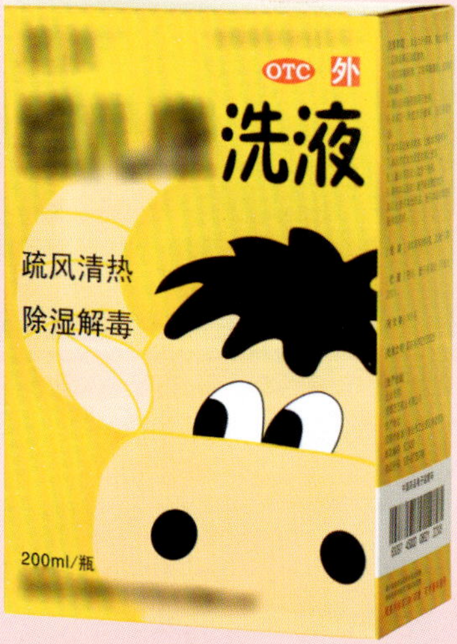

洗剂是一般指药物经适宜的方法提取制成的供皮肤或者腔道涂抹或清洗用的液体制剂。常见的有外用洗剂和妇科洗剂。

特点是洗剂多以水和乙醇为分散介质，一般具有清洁、消毒、止痒、收敛和保护的作用。

外用洗剂：原液或者稀释液。

妇科用洗液大多是用来治疗妇科阴道炎症，使用时应按照说明书稀释成所需比例，冲洗阴道及外阴。有些洗液中配有阴道冲洗器，使用时，将稀释好的药液加入冲洗器，旋上冲洗头，人仰或卧或蹲或坐，然后将冲洗头插入阴道，压缩瓶体药液即入阴道，取出即可。妇科洗剂注意有坐盆和冲洗两种方法，冲洗可能导致病原微生物的逆行感染至盆腔。

15. 正确使用贴剂

贴剂是指可粘贴在皮肤上，药物可产生全身性或局部作用的一种薄片状制剂。现代透皮吸收制剂是一种通过皮肤吸收，并可通过控释机制按病情需要剂量，快速、持久进入全身的贴片或贴剂药物。

特点：药物经皮肤吸收进入全身血循环。使用透皮贴剂避免了口服给药后药物经过肝脏发生生化变化，减少药物的肝毒性和副作用，同时也防止药物在胃肠道被灭活，也可避免一些药物对胃肠道的刺激，从而提高治疗效果。

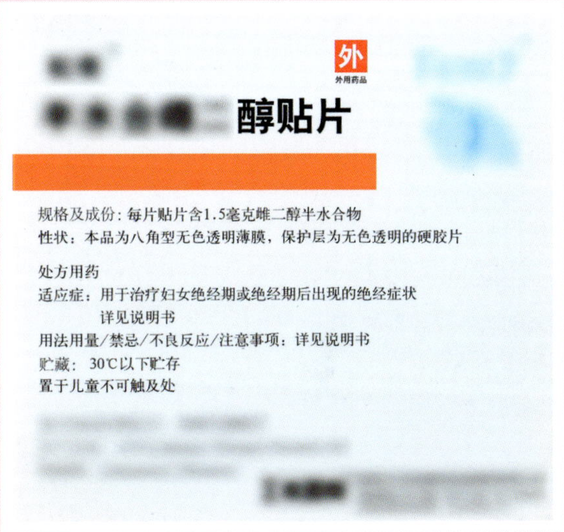

使用透皮贴剂时应注意以下问题：

1）用前应将所要贴敷部位皮肤清洗干净，并晾干。

2）用时从包装内取出贴片，揭去附着的薄膜，但不要触及含药部分。

3）贴于皮肤时应确保敷平贴片的边缘，轻轻按压使之边缘与皮肤贴紧。

4）皮肤有破损、溃烂、渗出、红肿的部位不要贴敷。

5）贴片不要贴在皮肤的皱褶处、四肢下端或紧身衣服底下。

温馨提示

不同的贴片敷贴后维持药效的时间不同，应按照药品说明书或医嘱使用。

16. 正确使用凝胶剂

凝胶剂系指用形成凝胶的辅助材料与药物制成混悬或乳状液型或半固体制剂。如经皮给药凝胶，眼用凝胶，阴道用凝胶等，不同的剂型采用不同的给药方法。

1）眼用凝胶的使用方法：使用前洗净双手，眼睛上视，将下睑轻轻往下拉，然后将凝胶涂于下眼结膜上，闭合眼睑，使凝胶存于结膜囊内，操作时，瓶口不可碰触睫毛、眼睑，以免污染眼用凝胶。与其他眼用制剂合用时，应与眼用凝胶间隔5～10分钟。（可参见眼膏剂操作方法）

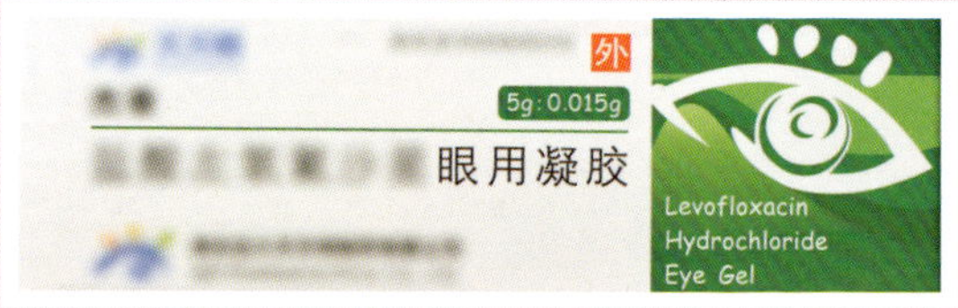

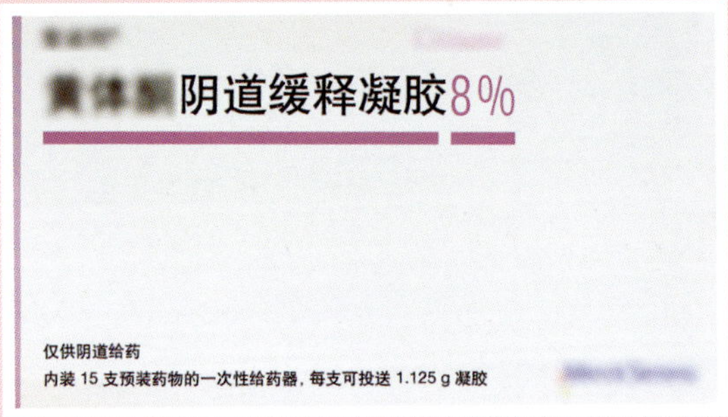

2）阴道用凝胶，于睡前将凝胶剂置于阴道后穹窿部，可借助阴道给药器。

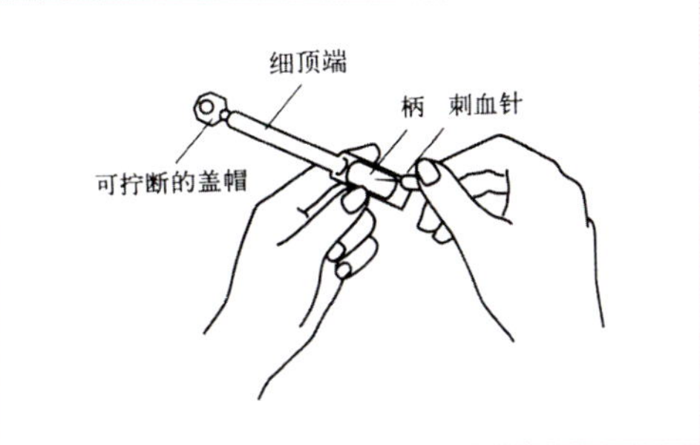

（1）从密封袋中取出给药器，此时请不要去除可拧断的盖帽。

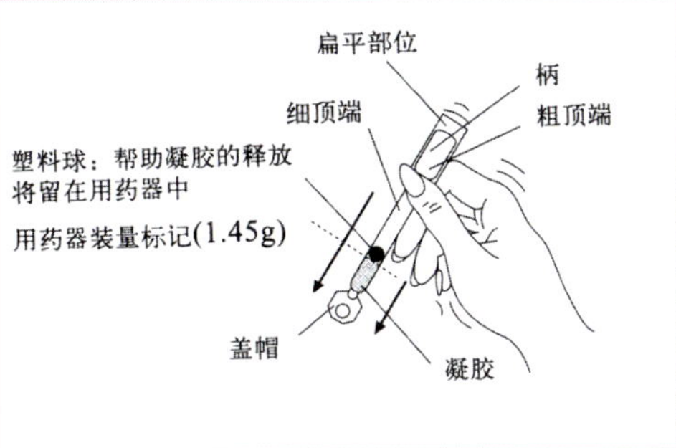

（2）用拇指与食指紧握给药器的粗端。用力甩 3 ～ 4 次（如同体温计），确保将内含药物甩至给药器的细顶端。

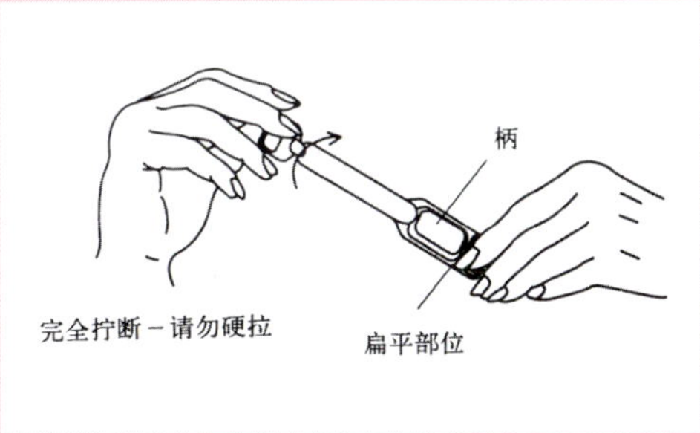

（3）紧握给药器粗端的扁平部。拧下细顶端的盖帽，丢弃。当拧盖帽的时候请不要挤压粗端，因为这样可能会使凝胶在插入之前就被挤出来。

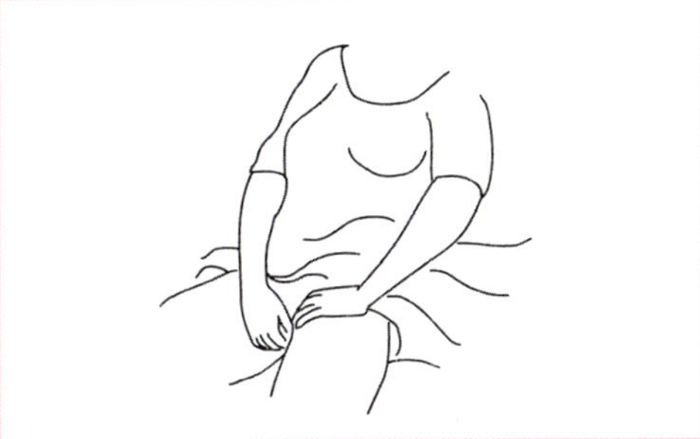

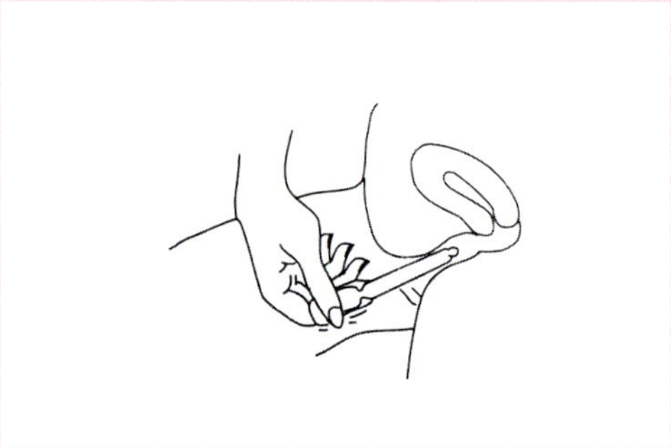

（4）取坐姿或背卧姿势，弯曲膝盖，将给药器插入阴道。轻柔地将细顶端插入阴道。

（5）按压给药器粗端，将凝胶挤到阴道内。取出给药器并将其丢弃在垃圾桶中。请不要担心残留在给药器中的一小部分凝胶，因为您已经接受了正确和设定的剂量。

*参见黄体酮阴道缓释凝胶说明书。

其他凝胶剂参见不同剂型药物的给药方法。

17. 正确使用栓剂

栓剂是直接作用于腔道或者腔道吸收的剂型。

常见的有阴道栓和直肠栓，阴道栓常于临睡前塞入阴道内，使用前患者需洗净手，清洁外阴，戴上指套（有些栓剂中配有），使用时患者应平躺，弯曲双膝将栓剂尖端向内用手指缓慢推入阴

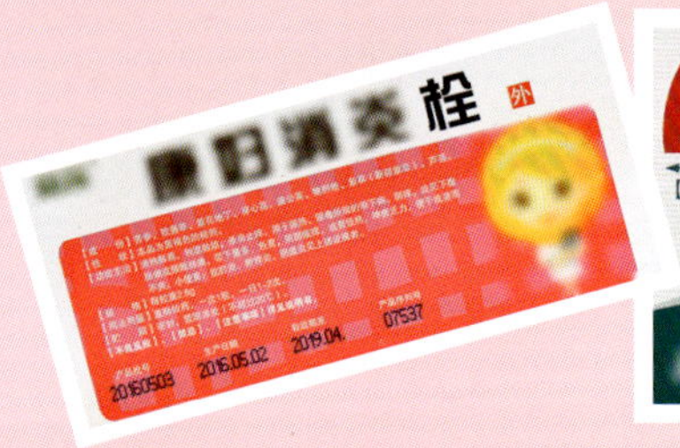

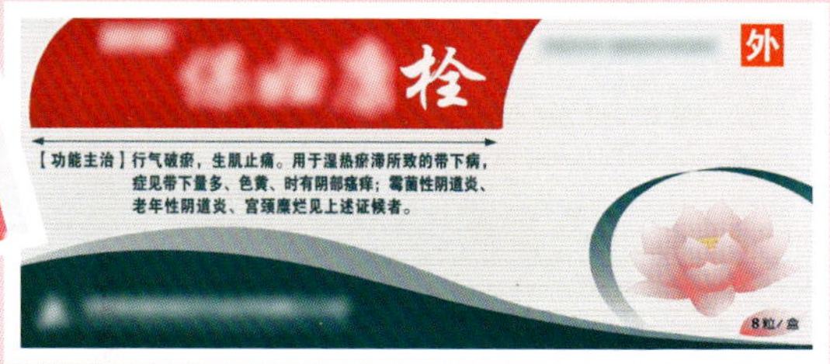

道深处，栓剂应注意在阴凉处保存以免融化。

直肠栓的使用方法参见药品说明书。

18. 正确使用喷雾剂

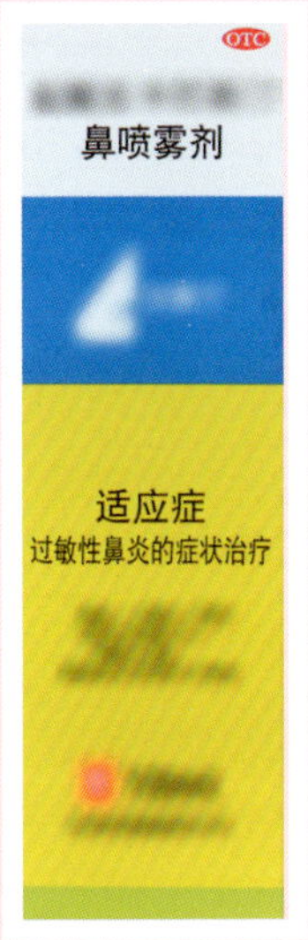

喷雾剂系指含药溶液、乳状液或混悬液填充于特制的装置中，使用时借助手动泵的压力、高压气体、超声振动或其他方法将内容物呈雾状物释出，用于肺部吸入或直接喷至腔道黏膜、皮肤及空间消毒的制剂。

该类制剂的用药途径分为吸入、非吸入和外用。外用喷雾剂使用时直接喷于患处。使用定量喷雾剂前应先摇匀，预喷几次，确保使用喷雾剂的正确剂量。

19. 正确使用软膏剂

软膏剂是药物与适宜基质制成具有适当稠度的油性膏状外用制剂。

特点：常用基质分为油脂性、水溶性和乳剂型基质。由于软膏剂有适宜的黏稠度，所以容易涂布在皮肤、黏膜及创伤面上。软膏剂多具有杀菌、消炎、防腐、收敛、促进肉芽生长和伤口的愈合等作用。软膏剂多数是发挥局部作用，也有少数软膏中的药物需要透过皮肤为人体吸收而发挥全身作用。

使用方法及注意事项：软膏剂使用前，最好将皮肤浸入温水中，或用干净的湿布湿润皮肤，约 2 ～ 3 分钟，擦干，再按说明书涂搽药薄薄一层，轻轻按摩搽药部位，使药物进入皮肤。一般不建议同时使用几种软膏剂时将药物按比例调在一起用，因为药物的基质、pH 值等不同，避免破坏药物本身结构，如确需在同一位置使用两种以上软膏剂时，建议一种药物涂抹吸收后再涂抹下一种药物，其间间隔 15 ～ 30 分钟。

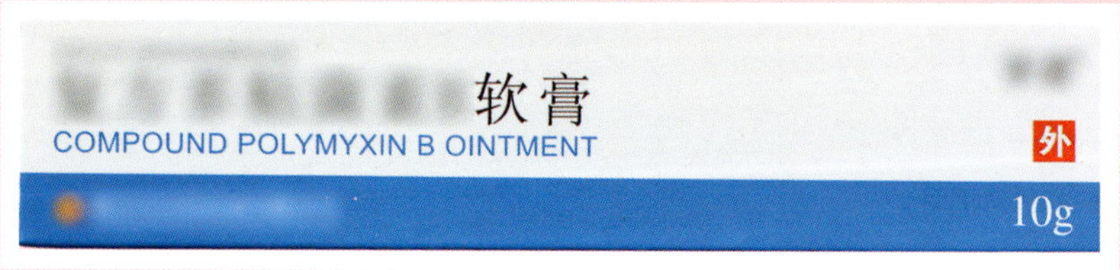

四、如何读懂药品说明书

1. 说明书的重要性

药品说明书是载明药品重要信息的法定文件，具有法律效应。药品说明书就好比人的身份证明，每个药品都有自己唯一的身份证明。经过权威的官方机构（国家食品药品监督管理局）审定后的说明书，厂家不得自行修改，就像不能随意修改档案一样。

它也可以作为药品管理领域法律事实的认定依据，换句话说，它是可以作为“呈堂证供”；当然药品的说明书并不是一直不变的，每张说明书的上方都会标注它的核准日期（首次审批通过的时间）和修改日期，允许厂家定期修订，但是需向食品药品监督管理局提交相关资料进行审核备案。药品的说明书是临床医师重要的用药参考，如果把治病比做“升级打怪”，说明书就是医生的“武功秘籍”，该用什么招，怎么用，都在说明书中记录得一清二楚。

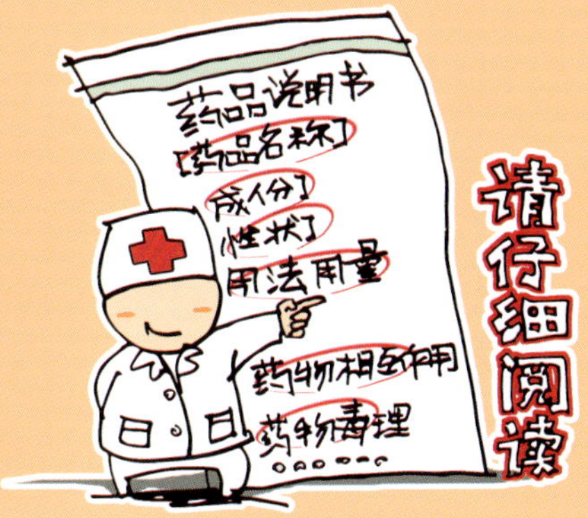

药品说明书要规定药品的很多信息，这一复杂性决定了作为

一名普通患者，要看懂说明书就一定要选好关注点，有所取舍。如果每个点都关注的话，很容易产生“怎么看不懂呢？”的感觉。那么我们应该重点看以下内容：

核准日期：2006年11月17日
修改日期：2011年8月12日
2011年9月29日
2013年12月1日
2015年12月1日

请仔细阅读说明书并在医师指导下使用。

【药品名称】
通用名称：
商品名称：
英文名称：
汉语拼音：
【成份】本品主要成份及其化学名称为：
【性状】本品为灰白色或微黄色细粉，味香甜。
【适应症】
• 成人及儿童急、慢性腹泻。
• 用于食道、胃、十二指肠疾病引起的相关疼痛症状的辅助治疗，但本品不作解痉剂使用。
【规格】3克
【用法用量】将本品（1袋）倒入50毫升温水中，搅匀后服用。
儿童：1岁以下，每日1袋；1–2岁，每日1–2袋；2岁以上，每日2–3袋，均分三次服用。或遵医嘱。
成人：一次1袋，一日3次。
急性腹泻服用本品治疗时，首次剂量加倍。
【不良反应】偶见便秘、大便干结。
【禁忌】无
【注意事项】治疗急性腹泻，应注意纠正脱水。
【孕妇及哺乳期妇女用药】孕妇及哺乳期妇女可安全服用本品。
【儿童用药】儿童可安全服用本品，但需注意过量服用易引起便秘。
【老年用药】老年人可安全服用本品。
【药物相互作用】如需服用其他药物，建议与本品间隔一段时间。
【药物过量】过量服用，易致便秘。
【药理毒理】本品具有层纹状结构及非均匀性电荷分布，对消化道内的病毒、细菌及其产生的毒素有固定、抑制作用；对消化道粘膜有覆盖能力，并通过与粘液糖蛋白相互结合，从质和量两方面修复、提高粘膜屏障对攻击因子的防御功能。
【药代动力学】本品不进入血液循环系统，并连同所固定的攻击因子随消化道自身蠕动排出体外。本品不影响X光检查，不改变大便颜色，不改变正常的肠蠕动。
【贮藏】密封，在干燥处保存。
【包装】纸/铝/塑复合膜袋，每盒6袋，10袋或15袋，每袋标示装量3.76克。
【有效期】48个月
【执行标准】《中国药典》2015年版
【批准文号】国药准字H
【生产企业】
企业名称：
生产地址：
邮政编码：
客服热线：
传真号码：
网址：

44465.12

1）看适应证和成分

适应证简而言之就是“这个药是治什么病的”，成分则是“这个药是什么做的”，适应证和成分主要是给医护人员作为用药参考，对于普通患者，了解一点即可。一个药具体怎么用，用来治疗什么病，医生有着丰富的临床经验，并不仅是简单地依靠“适应证”的几行文字就能“照本宣科”，如果仅凭字面意思理解，很容易知其然而不知其所以然。

2）看用法用量

作为患者，最该仔细阅读的就是“用法用量”。

关于“用法”

第一要搞清内外：看清是“口服”“外用”“肌肉注射”“静脉注射”“塞肛（直肠用药）”还是“阴道给药”；

第二要搞清以什么形式吃药：拿“口服药”举个例子，看清是“用水冲服”“吞服”“舌下含化”还是“咀嚼”；

第三要搞清用药时间：看清是“饭前”“饭后”“饭中”“两餐之间”还是“睡前”。

关于“用量”

第一要搞清“一天吃几次”：有的说明书直接写明“一日两次或一日三次”，有的则写的是“每 12 小时或 8 小时一次”，这两种说法其实意思表达的都一样，都差不多，只是第二种写法，给药的间隔时间更精准。

第二要搞清楚“一次吃多少”：有的说明书写得很清楚“一

次2片”或“一次3粒”，有的说明书则写的是“一次0.5g”或“一次2g”，往往这种情况，就需要根据药品的规格（单片或单粒的重量）进行换算，比如“头孢羟氨苄”，一次0.5g，如果规格是0.25g，则需要一次吃2片；规格是0.5g，则一次吃一片就可以了。

3）看不良反应 （详见第43页“认识药品不良反应”）

说明书中需要关注的另一个重点就是药品的不良反应。

俗话说“是药三分毒”，药品可以治病，但是没有疾病的部位也会有药效的出现，如果不能耐受就是不良反应，说明书中会罗列出服药后可能出现的每一种不良反应，有轻有重，轻的比如皮疹，呕吐，腹泻，重的则会出血、致畸致残等。

“不良反应”是可能出现的，并没有必然性，而且“不良反应”项罗列的内容越详细，证明这个药受试人群越广泛，做的相关研究或调查也越多；而有些中成药在不良反应项下常常是“尚不明确”，却可能是因为没做过相关的监测或资料搜集，反而不利于指导医生和患者的用药。

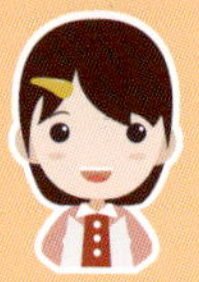

我们吃药应该更理性的去看待药品的不良反应，用药后注意观察，当不良反应出现的时候，应立即停药咨询医生后再进行相应的治疗。

4）看注意事项，关注禁用和慎用

注意事项中会明确药品在使用过程中，有哪些地方需要特别注意。

药品说明书上还会有三个概念，即慎用，忌用和禁用。对这三个概念我们如何掌握，那就应该是一级比一级严格。

慎用不代表绝对不能使用，在医生权衡利弊的情况下，可以酌情使用；牢记“慎用”只是需要谨慎使用，不是绝对不能用。

“忌用”有避免使用的意思，有些药物会给患者带来不良后果，但因个体差异，又不能一概而论，医生会根据病人的情况斟酌考虑。

“禁用”则表明了绝对不能使用的情况。

2. 关注特殊人群用药

大部分说明书中会规定“孕妇及哺乳期妇女用药”，“儿童用药”和“老年用药”，患者可以根据自己的年龄段，在不同的项下找到适合自己的用药内容。

如果是“尚不明确”，则表明这种药并没有做相关的研究，具体的用药需要咨询医生或药师。

3. 正确看待超说明书用药

超药品说明书用药（Off-label uses）是指临床实际使用药品的适应证、给药方法或剂量不在具有法律效力的说明书之内的用法，包括年龄、给药剂量、适应人群、适应证、用药方法或给药途径等与药品说明书中的用法不同的情况，又称超范围用药、药品未注册用药或药品说明书之外的用法。

以下举例说明几种超说明书用药的情况：

1）超年龄范围：部分用于儿童的药品，说明书中并未规定儿童用量。

2）改变给药途径：地塞米松注射液雾化吸入。

3）超适应证：雌三醇乳膏用于女童小阴唇粘连。

4）超禁忌人群：地西泮片用于妊娠期高血压镇静。

对于超说明书用药需要知道以下几点：

1）超说明书用药是普遍存在的。

2）超说明书用药通常经过广泛研究，已有大量文献报道。

3）说明书更新慢，赶不上临床研究进展是该状况出现的重要原因。

通过以上说明，我们知道超说明书用药并不等同于不正确、不规范的用药，但同时超说明书用药应满足一些条件：

1）无合理的替代药品。

2）用药目的不是试验研究。

3）经医院相关部门备案批准。

4）有合理的医学实践证据。

5）保护患者的知情权。

五、认识药品不良反应

1. 什么是药品不良反应

中华人民共和国卫生部对药品不良反应的定义为：药品不良反应（Adverse Drug Reaction，缩写 ADR），是指合格药品在正常用法用量下出现的与用药目的无关的有害反应。该定义强调不良反应是“合格药品”在“正常用量、正常用法”下出现的。

任何药品都具有两面性，既可以治疗疾病，又有危害人类健康的毒副作用，老百姓常说的是药三分毒就是这个意思。例如阿托品既有解除胃肠道肌肉痉挛作用，同时也具有扩大瞳孔，抑制腺体分泌的作用。当患者服用阿托品治疗胃肠道疼痛时，产生的视物不清，口干等反应就成了不良反应。此外，药品本身也具有独有的不良反应，如氨基糖苷类抗生素的耳、肾毒性，大环内酯类药物的胃肠道刺激性等。

2. 药品不良反应分类

根据不良反应的发生原因和临床特征，可分为药物副作用、毒性反应、变态反应、特异质反应、继发性反应、后遗效应、停药反应等。其中副作用的发生频率最高，常为一过性的，随治疗作用的消失而消失。任何药物在治疗疾病的同时都有可能发生不良反应，大部分都是较为轻微的、可逆的，少部分会发生严重不良反应。

3. 什么是严重药品不良反应

药品严重不良反应是指因服用药品引起以下损害情形之一的反应：

（1）引起死亡；

（2）致癌、致畸、致出生缺陷；

（3）对生命有危险并能够导致人体永久的或显著的伤残；

（4）对器官功能产生永久损伤；

（5）导致住院或住院时间延长。

当严重不良反应发生时，不仅会影响治疗的效果，甚至会危及患者的生命。

4. 什么是新的药品不良反应

新的药品不良反应是指药品说明书中未载明的不良反应。

5. 药品不良反应的表现

在使用药品前，我们可以通过查阅药品说明书来熟悉相关药品的不良反应。实际用药过程中，药品不良反应可能涉及人体的各个系统、器官、组织，其临床表现与常见病、多发病的表现很相似，如表现为皮肤附件损害（皮疹、瘙痒等）、消化系统损害（恶心、呕吐、肝功能异常等）、泌尿系统损害（血尿、肾功能异常等）、全身损害（过敏性休克、发热等）等。

6. 药品不良反应的预防和处理

药品不良反应是合格药品在正常用法用量下出现的，因此是不可避免的。任何药品都可能会引起不良反应，但是由于人与人之间存在个体差异，不同的人对同一种药品的不良反应表现可以有很大的差别。

我们能做的是应该严格按照医生或药师的指导合理使用药品。老人、小孩、孕产妇均属于容易发生不良反应的特殊人群，在用药过程中应多加注意。

如果患者在用药过程中发生了不良反应，应及时停药并向护士、医生、药师报告，进行用药咨询和处理。医疗机构或者药店可以将不良反应的情况及时通过网络上报给国家药品不良反应监测中心。发生严重的药物不良反应时，应该及时就医。

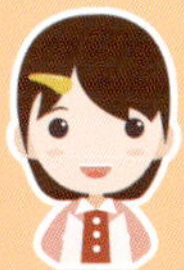

六、儿童用药注意事项

前面说了那么多种类的剂型，哪些又适合我们儿童呢？

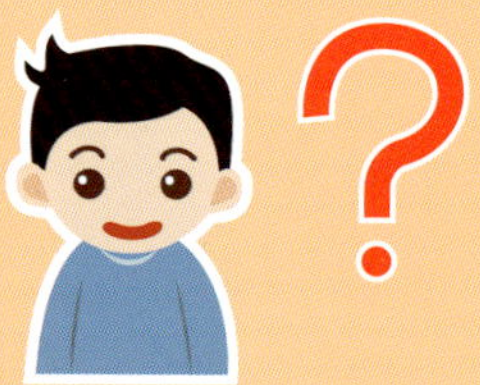

1. 儿童用药剂型选择及优缺点

剂型	儿童用药剂型优缺点	推荐程度
肌肉注射剂型	新生儿肌肉血液循环等发育不成熟，难转运，容易导致局部肌肉坏死	不推荐
缓控释／植入等新制剂	儿童的药学和临床研究较少，安全性、有效性有待考察	谨慎推荐
泡腾片	误吞服后泡腾反应，发生消化道灼伤和呼吸道窒息的危险；一次取用后产生浪费	谨慎推荐

续 表

剂型	儿童用药剂型优缺点	推荐程度
分散片	儿童抵触吞咽、难吞咽，有咳呛致死危险；一次取用后产生浪费	谨慎推荐
片剂 / 胶囊剂	品规齐全，但儿童有抵触 / 难吞咽的特点，容易咳呛阻塞呼吸道的危险，同时剂量不能精确分离	部分推荐
吸入剂 / 透皮吸收剂 / 栓剂等	局部给药，具有靶向效应，药效确切；但吸收可控性较差，药学和临床研究有待进一步完善	部分推荐
静脉给药剂型	能口服就不注射，适用于急性危重或不能口服患儿	部分推荐
口服溶液剂 / 糖浆剂	方便按剂量摄取和服用；但水溶液中药物稳定性差，有关物质易超标；添加了防腐剂、抗氧化剂、增溶剂、增稠剂等添加剂；大部分西药为脂溶性药物，无法做成口服溶液；大规格的整瓶开启，使用不完，产生浪费；品种较少	推荐
口服混悬液剂	优缺点同上；同时，容易产生沉底现象，均匀度存在差异，取用时容易产生大剂量误差而引起严重不良反应	推荐

剂型	儿童用药剂型优缺点	推荐程度
颗粒／散剂／细粉剂	中药、水溶性西药适合做成的剂型，稳定性好；容易分开取用；可以加入牛奶、果汁等饮料中服用，儿童安全性和依从性好；在有效期内可存放使用，无浪费；品种较全；便于贮存和携带	首选推荐
干混悬剂	大部分非水溶性西药适合做成的剂型，优势同上	首选推荐

以上内容，为各剂型通用或大多数情况下的特性，具体剂型选择或使用方法，遵照药品说明书或遵医嘱。

2. 儿童用药剂量计算

儿童用药，严格遵从说明书，或医嘱。儿童疾病药物治疗时，剂量和频次不够，疗效不好，剂量和频次过大，易产生肝／肾／脑损伤、休克、药疹等不良反应。所以，儿童用药，应严格遵照说明书按公斤体重（体表面积）或年龄等规定算准剂量和频次服

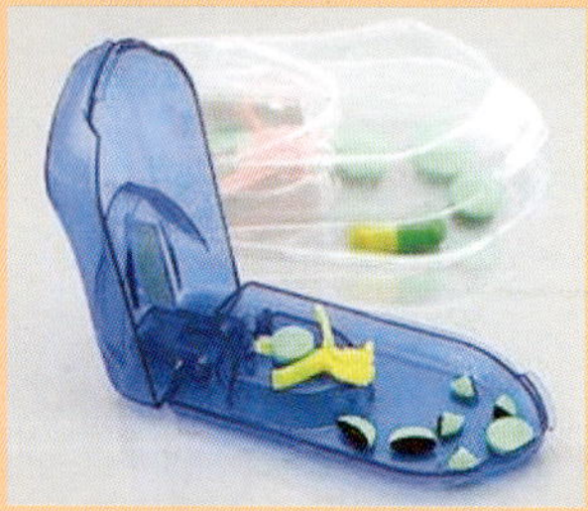

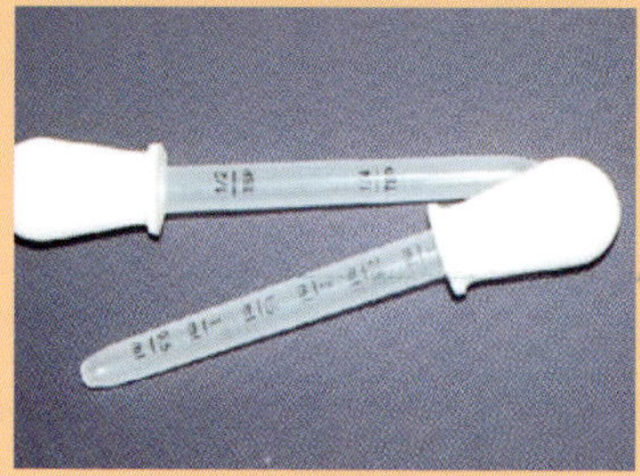

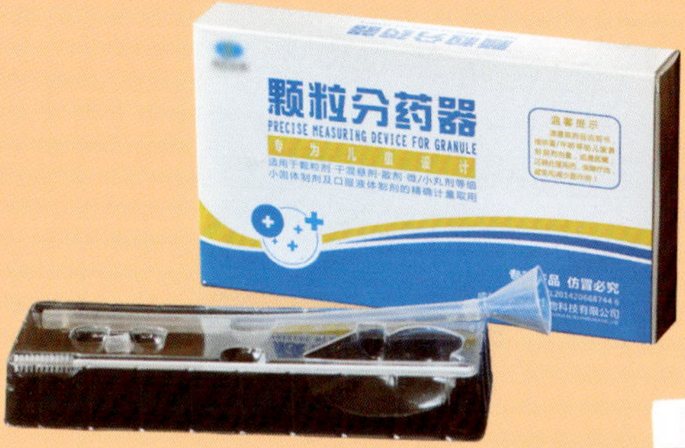

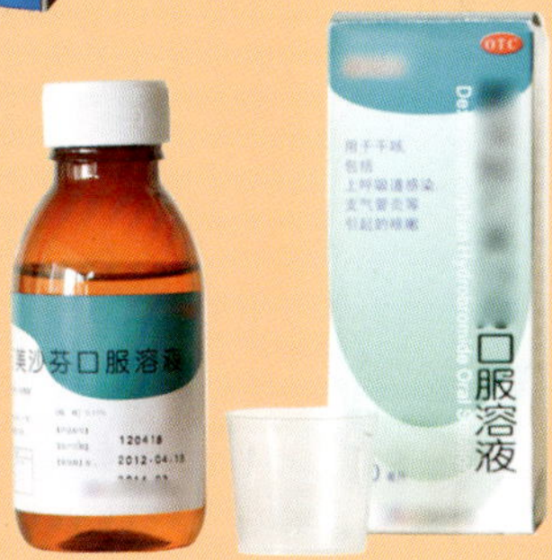

用或遵医嘱；如若剂量把握不准，请用切片器、吸量管、颗粒分药器等专业分药和计量工具。

以下为常用儿童用药剂量计算方法，资参考：

（1）体重法：根据实测体重（M），标注按照公斤体重每日给药（例如 2 毫克 / 公斤 / 日），用药量：X=M×2/ 日给药次数；

注：化学药（西药）涉及儿童使用的，都经过了全面的儿童安全性和有效性研究，均有每公斤体重给药剂量，根据患儿体重，即可算出该患儿的给药剂量。

（2）成人剂量折算法——有成人剂量，标注儿童酌减。计算方法如下：

小儿剂量 = 成人剂量 × 儿童年龄（岁）/20；

婴儿剂量 = 成人剂量 × 婴儿月龄（月）/150；

小儿剂量=成人剂量×儿童体重(公斤)/成人体重(按60公斤);

儿童常用剂量与成人剂量规律表(参考):

儿童年龄	标准体重(公斤,女/男)	相当于成人用药比例
出生～1月	3.2～4.8/3.3～5.1	1/18～1/14
1^+月～6月	4.8～8.0/5.1～8.6	1/14～1/7
6^+月～1岁	8.0～9.5/8.6～10.2	1/7～1/5
1^+岁～2岁	9.5～12.0/10.2～12.6	1/5～1/4
2^+岁～4岁	12.0～15.8/12.6～16.2	1/4～1/3
4^+岁～6岁	15.8～20.4/16.2～21.0	1/3～2/5
6^+岁～9岁	20.4～27.0/21.0～28.7	2/5～1/2
9^+岁～14岁	27.5～46.7/28.7～50.9	1/2～2/3

3. 正确安全服用药物

1) 家长喂食儿童药物前应清洗双手

2) 使用正确清洁的测量装置(切片器、吸量管/量杯、颗粒分药器等),严格按照说明书或医嘱给与正确剂量和频次

(1)片剂等固体制剂,不是所有的药品都可拆分,例如缓

释片或控释片剂切勿掰开或碾碎服用；

（2）如果是袋装颗粒，用颗粒分药器按计算好的剂量精确量取服用；

（3）如果是液体，可用吸量管、量杯或带刻度的喂药器，注意，选用的液体计量器具必须有合适的量程（例如量杯常常最少刻度为5毫升，对量少的口服液无法计量），否则会影响准确性。

3）坚持按时、按量服药，完成药物疗程，不可过早停药，不可随意加量和减量

4）尽量不将药物混合使用，除特殊说明外，不将药物兑于饮料或牛奶中服用

5）儿童用药后，家长应注意观察有无不良反应，记录儿童用药情况；一旦发生不良反应，要及时咨询医生或就诊，并提供用药情况或携带服用药品

4. 儿童药物贮存

1）应按照说明书上的【贮藏】要求存放药品，保存于清洁、干燥、避光处，需冷藏的药物，应置于冰箱冷藏室

内服药与外用药分开存放、儿童药与成人药分开存放，并将药物置于儿童不可取处（床头和您的手提包都不宜放置药品）；不要随手把开封的药物放在桌子上或打开的抽屉里

2）

3）

用药后，把瓶盖拧紧，恢复儿童安全盖至保险状态

不要让孩子帮您取药，更不要在孩子面前服用，以防止儿童模仿

4）

5）

大规格口服溶液／糖浆／混悬液等整瓶药物开启，患儿痊愈后剩余药品应作废，避免间隔时间过长后再次使用

清理家中的药箱，定期检查药物的有效期，过期、发霉、沉淀、变色、浑浊药物扔掉不再使用

6）

5. 儿童用药须知事项

1）儿童处于生长发育期，身体各个器官组织发育尚未完全成熟，功能尚不完善，家长应重视合理用药

2）家长要注意区分处方药与非处方药。处方药是必须凭执业医师处方才可购买和使用的药品；非处方药是不需要凭医师处方即可自行选择、购买和使用的药品，标有“OTC”专用标识

3）儿童选药要尽量选用儿童剂型，如无儿童剂型，不能擅作主张把成人药减量服用，要严格按医嘱服药

4）儿童用药前，家长应阅读药品说明书，充分了解药品用法、用量、禁忌症、注意事项、不良反应、存放条件、有效期等信息

5）提倡“能口服不静滴”的原则，不要盲目用药

是否使用抗菌药物，必须遵医嘱，并主动向医生报告过敏史；使用时应在医生指导下足量、足疗程使用；无需使用时，勿擅自使用，避免滥用

6）

7）

家中药品要妥善存放，谨防儿童接触，以免发生误服中毒事故。一旦误服或服药过量，需携带药品及包装尽快就医

使用营养素补充剂时，应视儿童营养缺失情况并科学使用，过量使用亦容易对儿童生长发育造成影响

8）

9）

混悬液易产生沉底现象，使用前一定摇匀，再按量取用，避免药物沉底后吸取过量或不足

胶囊、片剂、分散片等较大固体制剂，一定注意避免整片服用而导致堵塞呼吸道引起窒息等危险情况的发生

10）

11) 泡腾片、泡腾颗粒等切勿直接口服，避免泡腾反应产生的二氧化碳等气体引起儿童窒息

12) 栓剂插入儿童肛门的深度遵照说明书或遵医嘱，避免位置不当导致吸收过量而引起严重不良反应

13) 吸入剂、贴剂用量和时间遵照说明书或医嘱，避免儿童药物吸收过量或皮肤过敏

七、孕期用药注意事项

我国调查研究显示 60%～90% 的孕妇在怀孕期间服用过药物，平均使用 2～4 种，多的可达 8 种，所以孕期服用药物有时候无法避免，那我们要注意些什么呢？这里给大家理清一些误区，并给大家一些建议。

1. 中药真的安全吗

有些人认为中药比较安全，所以在怀孕期间生病会选择服用中药，其实中药中也有很多有毒性的药物是孕妇禁用的，比如大家熟知的麝香、朱砂、附子等，但要提醒大家的是一些我们并没有多加留意的药物，比如芦荟，芦荟性寒，孕妇忌服；山楂，具有一定缩宫的作用，孕妇忌食山楂以免诱发流产；肉桂，常作为食物烹调，但其性大热，孕妇慎用。总之，从中药性能来看，重镇安神（朱砂）、破血祛瘀（红花）、滑利峻泻（巴豆）、辛香走窜（麝香）、大热（附子）、大寒（大黄）的都在慎重的范围内。

2. 有慢性疾病的孕妇怎么办

癫痫、哮喘、糖尿病等疾病需要长期服药，患有这类疾病的人怎么办呢？

首先我们来看癫痫，第一代抗癫痫的药物（如卡马西平、苯巴比妥、苯妥英钠、丙戊酸钠）致畸率高，可能会引起胎儿神经管缺陷和腭裂（就是我们通常说的兔唇），并且会影响学龄儿童的智力发育，患多动症和孤独症的可能性也较大。已证实，新型的抗癫痫药物能有效控制妊娠期癫痫发作，致畸率也较第一代降低。拉莫三嗪是研究最多的新型抗癫痫药物。若癫痫患者妊娠期不能完全停药，可选择治疗该发作类型最有效的药物，且应用单药治疗方案，以减少胎儿畸形的风险。

哮喘的患者怀孕，在权衡利弊的情况下，可使用对母婴相对安全的药物。

妊娠期哮喘的治疗原则如下：

（1）怀孕期间哮喘发作加剧比不服用哮喘药物后果更严重；

（2）怀孕期间治疗哮喘的主要目标是避免胎儿缺氧；

（3）孕期的持续哮喘发作，一线治疗方法是吸入皮质激素；

（4）布地奈德是首选的吸入型皮质激素；

（5）吸入沙丁胺醇是缓解治疗的方法。

糖尿病的孕妇可以放心使用胰岛素。因为脂溶性高，分子量小的药物容易进入胎盘对胎儿造成影响，而分子量大的药物，像胰岛素，不会进入胎盘。但要在医生的监护下使用，才能保持血糖的平稳。因此孕妇在使用药物时需权衡利弊。

3. 只有怀孕前三个月服药危险吗

整个孕期药物对胎儿都有不同程度的影响，受精后两周是优胜劣汰的时期，健康的受精卵才能存活。受精后 3 ～ 8 周是重要器官的生成期，这期间服用药物要特别谨慎，大多数胎儿畸形都发生在这个时期。9 周后虽然器官已经形成，但可能导致出生后缺陷，如服用血管紧张素转化酶抑制剂（ACEI）类药物（卡托普利）可造成胎儿发育迟缓和肾功能不全，非甾体抗炎药（阿司匹林）造成动脉闭锁等。出生时使用阿片类镇痛药，有可能引起新生儿戒断综合征。

怀孕后期的用药风险除了对胎儿的影响，还有可能导致流产早产等事件发生。

4. 参考工具

不知道哪些药可以吃，哪些药不能吃。

给大家介绍医生和药师参考的工具——美国食品与药品监督管理局（FDA）妊娠用药分级索引。网上可以下载，大家了解这个的目的是要清楚，X 级的药物是绝对不可以服用的。

第二个是说明书，留意说明书上关于特殊人群用药那一项，说明书上会注明孕妇是否禁用或是慎用。如果不知道药物是否有影响或是已经服用了药物，最好到医院咨询医生和药师。

现在有些三甲医院有药物咨询门诊，由药学专家坐诊，可以给大家提供专业的意见。

八、错服、漏服药物的处置方法

1. 错服药物怎样处置

发现错服药物后先不要过分紧张，应该先弄清楚错服药物的名称、用量等，并留取药物的样品和呕吐物，并可以针对不同的情况采取相应的应急措施，减少药物的吸收，随后送进医院进行处理。

1) 若是错服维生素、健胃消食药、滋补药等药物，除非大量服用，一般其不良反应都不会太严重。多饮温开水，让药物稀释排泄，并随时观察。

2) 若误喝了碘酒，应立即喝面糊或稠米汤。淀粉与碘作用后，可生成一种稳定的蓝墨水样化合物，此化合物不易被人体吸收。喝完后催吐。

3) 倘若是解热镇痛药、镇咳化痰药、抗菌药、镇静催眠药等很多药物，用量过大都会产生不同程度的毒副反应，如面色苍白、头晕昏睡或心慌、腹痛等。此时应迅速果断地采取催吐法，促使中毒药物迅速排出，随后将孩子送入医院进行洗胃处理。

2. 漏服药物怎么办

生病吃药时，我们有时会忘记吃药，应该根据不同的情况进行处理。如果不清楚属于哪种情况或病情反复或加剧时，应及时咨询医生。

1）如果是长期服用的药物，漏服一两次，对整个治疗效果影响不大，可以不用理会，但如果经常忘记服药或者病情加剧，则应立即咨询医生、

2）如果疗程较短，一天一次服药，如果忘记一次，可以向后将疗程顺延一天。

3）如果是刚开始服药，连续几天忘记用药，这应该咨询医生重新计算疗程。

4）如果是自限性的疾病，如普通感冒，一日三次服用的药物，中午忘记服药，则影响不大，无需过分担心。

5）注意不要在短时间内连续服用两次药物弥补漏服的药品。

九、儿童药物过敏

1. 什么是药物过敏

药物过敏也称药物变态反应，是由药物引起的过敏反应，是药物不良反应中的一种特殊类型，与人的特异性过敏体质相关。

过敏反应是一类不正常的免疫反应。免疫反应的异常，无论是过强或过弱，对身体都是不利的，会引起一系列的病变。常表现为皮肤潮红、发痒、心悸、皮疹、呼吸困难，严重者可出现休克或死亡。

2. 药物过敏的发生

药物过敏的发生有两个必要因素：过敏体质和与药物的接触，两者缺一不可。

过敏体质是遗传决定的。具有遗传过敏体质的人更容易发生过敏性疾病，如过敏性鼻炎，支气管哮喘，荨麻疹，湿疹等。

另一个因素是暴露于致敏药物。并不是所有药物都能引起过敏反应，能引起过敏反应的药物称为致敏药物。

所以，药物过敏只发生于有过敏体质的人，并且必须因用药引起。

3. 儿童药物过敏的症状

常见的小儿药物过敏症状主要有以下几种

1) 固定性红斑型：发于嘴周围皮肤，外生殖器部位也很常见。皮疹形态特殊，易于识别。特点为鲜红色或紫红色水肿性红斑，呈圆形或椭圆形，界限清楚。

2) 红斑性发疹：表现为全身性，对称性分布大量鲜红鸡皮样小疙瘩，或粟粒大小的红色斑片，形似猩红热式麻疹，伴轻度中度发热。

3) 荨麻疹型：表现为全身性大小不等的风团，扁平高起，形态不规则，伴有明显的瘙痒，部分患儿有发热乏力，关节痛及腹痛等全身症状。

4. 引起儿童药物过敏最常见的药物

1) 解热镇痛药：如含有阿司匹林的口服退烧药。

2) 磺胺药：如复方新诺明。

3) 抗生素。

4) 各种疫苗及一些中草药也可引起。

5. 儿童药物过敏的预防

由于药物过敏反应发病率高，危害性大，严重者可致死亡，故重视预防有重要的意义。

家长应注意，当孩子患病时，不要自作主张给孩子吃药，应该到医院就医，防止各种原因给孩子造成不必要的损伤。就医时，一定将孩子既往的药物过敏史详细介绍给医生。其次不可乱点药，应由医生选择药物来治疗。不要擅自要求医生给孩子打点滴。“能口服就不打针”“能打针就不输液”。用药前一定要仔细阅读药品说明书，清楚用药注意事项、用药禁忌。要特别注意药物的成分，防止药物的成分中含有曾经引起过敏的物质。

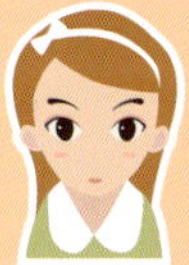

孩子治疗过程中，若出现与原发疾病无关的发烧，皮肤瘙痒及皮疹时，应高度警惕，及时就诊。

6. 儿童药物过敏的治疗

用药后要注意身体变化。有过敏征兆时，应及时将患儿送到医院诊治，确诊为药物过敏后，应立即停用致敏药物。若服药种类较多，一时不能确定，应停用所有可疑药物。让患儿多喝水，当皮疹较轻时，可口服扑尔敏、苯海拉明等抗组胺药，以及维生素 C 及钙片等；外用炉甘石洗剂，可起到止痒和保护作用。

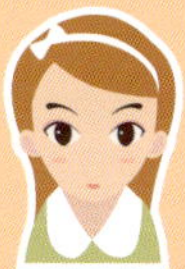

最后，家长要牢牢记住，孩子如果有药物过敏史，无论是在药店买药还是去医院就诊都要告诉医务人员，避免再次使用。

十、食物与药物

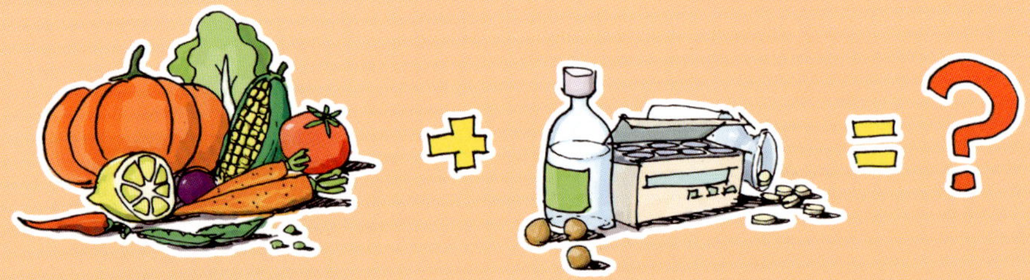

1. 什么是食物与药物相互作用

当你吃的食物影响到药物中的成分，导致服用的药物不能正常的发挥药效，那么食物与药物的相互作用就发生了。

2. 所有药物都受食物影响吗

并不是所有的药品都受食物影响，但确有很多药物的药效可能会受你吃什么，和什么时候吃的影响。

例如，你所吃的食物可能会干扰到胃肠道对药物的吸收，延缓或减少对某些药物的吸收，这就是为什么一些药品，应在空腹的时候服用（进食前 1 小时或进食后 2 小时）。又如，有一些药物与食物一起服用时，更容易忍受，这类药物可以和零食或饭一起服用。

要记住药物与食物相互作用的事实，拿到药品后仔细阅读药品说明书，不明白的都应该向医生或药剂师询问。

一些抗菌药如氨苄西林、头孢类抗生素（头孢克洛、头孢氨苄）、异烟肼、利福平、罗红霉素等易被食物中的纤维素吸附，影响药物在胃中的吸收，且饭后服用吸收浓度远低于空腹服用，应在饭前服用。抗真菌药灰黄霉素与食物同服可增加药物的吸收。

服用脂溶性维生素 D 时可与牛奶同服，促进吸收的同时也可避免一部分敏感人群不耐受维生素 D 的特殊味道。

3. 奶制品与药物的相互作用

儿童，特别是婴幼儿，主要的食物是奶制品。奶与不少药物同时服用会发生相互作用。奶制品可在药物表面和胃黏膜形成一层薄膜，待薄膜被消化吸收后，药物已错过了最佳吸收期，因此降低了药物的吸收和疗效。同时奶还可与部分药物发生不良的化学或物理反应，牛奶中的钙、磷、铁容易和中药中的有机物质发生化学反应，生成难溶并稳定的化合物，使牛奶和药物的有效成分受到破坏。

温馨提示

牛奶应当注意避免与下列药品同服，否则不但无益反而有害：

1）抗生素：牛奶中的金属离子可与土霉素、红霉素类、甲硝唑等抗生素结合，影响吸收，降低抗菌作用，使药物疗效降低，甚至完全失效。

2）钙、铝制剂：牛奶中的蛋白质可与乳酸钙、葡萄糖酸钙、氢氧化铝等钙、铝制剂形成凝块，不仅影响吸收，还会加重胃肠的负担。

3）铁制剂：缺铁性贫血是儿童的常见病。牛奶中的钙离子可与铁剂在吸收部位发生竞争，降低疗效，服用含铁药物时不能同服牛奶。

4）抗酸药：枸橼酸铋钾、胃必治、碳酸氢钠等抗酸药与牛奶同服可导致乳碱综合征（MAS）。

5）强心药：牛奶中所含的钙能增加强洋地黄、地高辛的毒性，药物容易产生蓄积性中毒反应，甚至发生意外。

6）降压药：严重高血压病人使用优降宁等降压药与奶制品相遇，可能引起血压骤升，甚至发生高血压危象。

7）左旋多巴：牛奶蛋白质中含有的芳香氨基酸与左旋多巴竞争载体，影响其吸收。

8）抗抑郁药：牛奶中含有丰富的酪胺，当酶被抑制时，酪胺就会大量蓄积，引起血压骤升，心律紊乱，严重者可导致脑出血甚至死亡。

9）可与牛奶发生相互作用、产生不良反应的药物还有依替膦酸、依替膦酸二钠、转移因子、大量维生素C等。

总之，奶制品最好不要与药物同时服用，千万不能用奶制品来服药，服药与喝奶需间隔一个小时以上，以免产生相互作用，影响药物疗效，增加副作用。

十一、时辰药理与最佳给药时间

自古道“花开花落自有时”，这种生物活动的节律现象就称

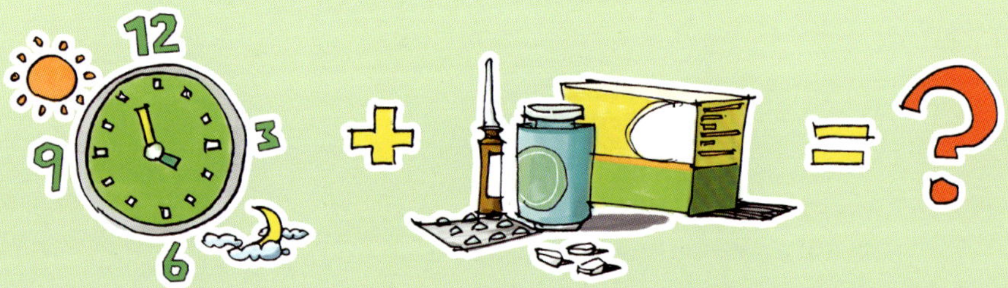

为生物钟。人体也有生物钟，人体的节律性对人的生理功能、疾病的发生与转归，药物的疗效都有密切的关系。时辰药理就是研究药物与生物体内源性周期节律（节律性）变化关系的科学。

由于人体的生理变化具有周期性，在生物钟的调节下，人体的基础代谢、体温变化、激素分泌等功能都具有节律性，如肝脏合成胆固醇的时间多在夜间；胃酸、激素分泌有昼夜规律等。体内药物浓度的动态变化和机体的反应性往往也受到机体节律性的影响，同一种药物在一天中的不同时间用药其疗效也会有差别。

适宜在清晨服用的药物有：
糖皮质激素、抗高血压药、抗抑郁药、利尿药。

适宜空腹服用的药物有：

胃黏膜保护药（如合并使用制酸药，两类药物应间隔 1 小时服用）、促胃动力药、抗生素、降糖药。

一般未特别强调空腹或餐时服用的药物，可餐后半小时服用。

适宜餐后服用的药物有：

非甾体抗炎药、补血药、中和胃酸药、普萘洛尔、苯妥英钠、螺内酯、氢氯噻嗪、维生素 B_2 等。

适宜睡前服用的药物有：

平喘药、他汀类血脂调节药、抗过敏药、钙剂、催眠药。

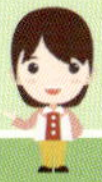

小贴士

根据疾病的昼夜节律性波动现象选择最佳用药时间可达最佳疗效，减少不良反应。

十二、用药先后顺序

药物在单独使用时比较简单，只需按照医嘱或药品说明书使用即可。但如果需要联合用药，则需分先后顺序，否则，可能会影响药物的疗效。腹泻是儿科常见病，常用三类药品：抗生素、吸附剂和微生态制剂，这类药物联合使用时应注意给药先后顺序。

1. 抗菌药 + 微生态制剂　间隔 2 小时

抗菌药物如头孢克肟干混悬剂等，主要用于杀灭和抑制致病菌的生长和繁殖，故应首先服用。微生态制剂如金双歧（双歧杆菌乳杆菌三联活菌片）、复方嗜酸乳杆菌片、凝结芽孢杆菌等，主要用于肠道菌群失调引起的肠功能紊乱，如急慢性腹泻、腹胀、消化不良等症。与抗菌药物合用时，两者之间一定要间隔 2 小时，以免抗菌药减弱或杀灭微生态制剂中的活菌而降低疗效。

2. 吸附剂 + 微生态制剂　间隔 1 小时

常用的吸附剂有药用炭（活性炭）、蒙脱石等，主要用于吸附肠道内的病原菌、毒素、毒物、水分、气体。两者联用时应先服吸附剂，间隔 1 小时后再服用微生态制剂，这样才能充分发挥调节肠道菌群的作用。

3.抗菌药 + 吸附剂 + 微生态制剂　先服抗菌药

当病情需要以上三类药物一起联用时，应根据治疗原则，首先使用抗菌药物，尽快控制病原菌的感染，间隔 1 小时后加用吸附剂，再间隔 1 小时后使用微生态制剂。以上三类止泻药物采用按先后顺序的给药方法，使三者之间互不干扰、互不影响，充分发挥各自的药理作用，从而达到更好的治疗效果。

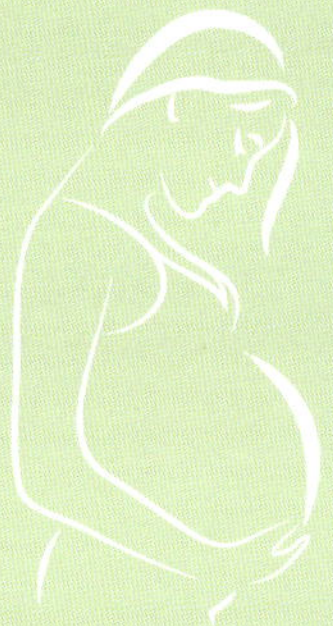

十三、妊娠常见病及用药

1. 妊娠高血压疾病

妊娠高血压在我国发生概率为 9.4%～10.4% ，主要分为妊娠高血压、子痫前期、子痫、妊娠合并慢性高血压、慢性高血压合并子痫前期。

妊娠高血压首要症状表现为高血压，还可伴有头痛、眼花、水肿，严重者可意识改变、失明、咯血、肝破裂、血尿、胎盘早剥、胎儿死亡等。

初次怀孕、前次妊娠发生过、慢性高血压、多胎妊娠、人工受孕、有家族史、肥胖、高龄（≥ 40 岁）的孕妇发生此病的风险较大。有这些危险因素的孕妇应更加谨慎。

孕妇可在家自测每周体重，如果体重每周增加 0.5 公斤以上，要警惕隐性水肿的存在。若发现收缩压≥ 140mmHg（毫米汞高）或舒张压≥ 90mmHg，并且间隔 4 小时以上测量 2 次舒张压≥ 90mmHg，请及时到医院就诊。

诊断为妊娠高血压患者需要保证足够的睡眠和休息，采取左侧卧为佳。每天应保持充足的睡眠，可适当轻度锻炼 30 分钟，如散步，可以改善血管功能。

饮食应保证足够的蛋白质和热量，如果有水肿应限制盐的摄入。心情保持良好，焦虑紧张者可服用安定，必要时吸氧。

子痫前期和子痫患者应住院治疗，医生会对病情进行评估，给予降压、镇静等治疗或提前终止妊娠。

降压治疗的目的是预防心脑血管意外和胎盘早剥等严重母胎并发症。

常用的降压药物有拉贝洛尔，硝苯地平等。如口服药物血压控制不理想，可使用静脉用药，常用有：拉贝洛尔、酚妥拉明。硫酸镁是子痫治疗的一线药物，也是重度子痫前期预防子痫发作的预防用药。

小贴士

妊高症的孕妇应在家每日记录胎动，每周测量 1 ～ 2 次血压，每周到医院检测血小板和肝酶、尿蛋白，B 超监测胎儿情况。

2. 妊娠胆汁淤积症（ICP）

妊娠胆汁淤积症是怀孕中晚期特有的并发症，在孕中晚期如果出现没有皮肤损伤的皮肤瘙痒，并且晚上重于白天，从手掌和脚掌开始，延伸至面部，这时候需要去医院检查胆汁酸和肝功。

确诊后要注意卧床休息，采取左侧卧位以增加胎盘的血流量。

饮食要注意营养，防止胎儿缺氧，可自备氧气袋在家吸氧。

ICP 孕妇容易发生胎儿生长迟缓、胎儿窘迫、胎死腹中等危险，所以必须定期到医院复查，35 周前每周检查一次，35 周后应每日检查，警惕宫缩，一旦发现有不规则宫缩，应及时入院，由医生评估是否终止妊娠，以剖宫产为宜。

药物治疗尽可能遵循安全、有效、经济和简便原则。

至今尚无一种药物能治愈 ICP，故临床以合理延长孕周为目的。降胆酸的基本药物有：熊去氧胆酸，腺苷蛋氨酸等，对于重度、进展性、难治性 ICP 患者可以联合治疗。

小贴士

瘙痒可用炉甘石洗剂缓解症状。

3. 妊娠合并糖尿病

妊娠合并糖尿病症状表现为“三多一少”，即多食、多饮、多尿、消瘦，并且容易疲乏。

妊娠合并糖尿病的患者如果不能有效地控制血糖，严重的可能会导致胎儿畸形和胎儿死亡。

有糖尿病家族史、肥胖、巨大儿分娩史和多囊卵巢综合征的孕妇是高危人群，孕妇应在怀孕 24 ～ 28 周进行糖尿病筛查。

妊娠期空腹血糖 ≥ 5.1 mmol/L（毫摩尔 / 升）；
口服 75 克葡萄糖耐量试验：
服糖后 1 小时血糖≥ 10.0 mmol/L, 或服糖后 2 小时血糖≥ 8.5 mmol/L 可诊断为糖尿病。

小贴士

口服葡萄糖时需空腹 8 小时以上，并且在 5 分钟之内喝完。

确诊为妊娠糖尿病的孕妇首先应控制饮食，少食多餐，每餐 30 分钟后可进行适度的运动，运动时间应不超过 30 分钟，以防止低血糖的发生。

妊娠糖尿病的孕妈妈可在家用血糖仪自测血糖，应每日监测血糖，包括三餐前 30 分钟，餐后 2 小时和夜间血糖。饮食仍然控制不好的，需要胰岛素治疗。

常用胰岛素可分为超短效胰岛素，短效胰岛素，中效胰岛素和长效胰岛素。

最符合生理要求的胰岛素治疗方案为：基础胰岛素联合餐前超短效或短效胰岛素。

基础胰岛素选择中效胰岛素睡前皮下注射或者长效胰岛素睡前注射；餐后血糖升高的孕妇，进餐时或餐前 30 分钟注射超短效或短效胰岛素。

由于妊娠期餐后血糖升高显著，一般不推荐常规应用预混胰岛素。

妊娠期胰岛素应用的注意事项：

1）胰岛素初始使用应从小剂量开始，0.3～0.8单位/（公斤·天）。

2）把每天计划应用的胰岛素总量分配到三餐前使用，分配原则是早餐前最多，中餐前最少，晚餐前用量居中。

3）妊娠中晚期对胰岛素需要量有不同程度的增加。

妊娠32～36周胰岛素需要量达高峰，妊娠36周后稍下降，应根据个体血糖监测结果，不断调整胰岛素用量。

4. 妊娠期合并上呼吸道感染

上呼吸道感染就是大家常说的感冒，包括头痛、咽痛、流鼻涕、咳嗽等症状，主要是病毒引起的，可能继发细菌感染。妊娠期合并上感不容小觑，患普通感冒应注意多休息，多喝水，不能服用抗病毒的西药，如利巴韦林，有致畸的风险。

由于病毒具有自限性，一般不吃药一周左右可痊愈，也可服用一些中成药缓解症状。

但如果有浓痰、咽部肿痛等症状，怀疑有细菌感染，应到医院做血常规检查。如果白细胞、中性粒细胞增多，在医生的指导下服用相对安全的抗生素，如青霉素类。

如果伴有发热，特别是高热（体温≥38.5℃），对胎儿智力发育可能会有不良影响，还可能造成流产、死胎、胎儿窘迫。

不仅如此，应警惕是否有感染巨细胞病毒、风疹病毒、弓形虫的可能；这三种病毒是导致胎儿畸形的高危因素，孕妇应到医院检查，确诊是否有感染。如果结果呈阳性，要继续妊娠，需要做羊水检查，B超监测胎儿发育情况。

小贴士

高热对胎儿影响大，孕妇要观察自己的体温，就连洗澡温度也不能太高，最好不要超过38℃。

十四、儿童常见病及药物治疗

1. 急性上呼吸道感染

急性上呼吸道感染就是我们俗称的“感冒”。该病主要侵犯鼻、鼻咽和咽部，所以根据感染部位的不同可诊断为急性鼻炎、急性咽炎和急性扁桃体炎等。

	病毒性感冒	细菌性感冒
病因	病毒	细菌
上呼吸道症状	症状明显	症状通常不明显
分泌物	白痰，有沫	黄痰，黏稠
全身症状	可能会出现头痛，浑身酸痛乏力，发热的症状	症状相对较轻，但是扁桃体会出现红肿、疼痛等症状
血常规	白细胞总数不升高，淋巴细胞较多	白细胞增多，并以中性粒细胞增多为主
出现比例	90%	10%
特点	自限性，可能会继发细菌感染	一般不引起流行

急性上呼吸道感染又分为病毒性和细菌性两种，且通常为病毒性，是属于自限性的疾病，也就是说只要通过多休息、多饮水、清淡饮食，一般 3 ～ 7 天就可以恢复。

上呼吸道感染的症状有很多，发烧打喷嚏、鼻塞、流鼻涕、轻度咽痛、咳嗽等，如果症状较轻时可以通过多休息等上述方式来缓解，但如果孩子发高烧或者症状严重影响正常生活时，可以适当选用药物来治疗。

体温大于 38.5℃，可使用布洛芬混悬液或对乙酰氨基酚混悬滴剂；

有鼻黏膜充血，鼻塞，流涕等症状，可选用含有伪麻黄碱的制剂缓解；

有咳嗽等症状，可使用含有镇咳药物（如右美沙芬）的制剂缓解；同时可以使用含有抗组胺药物（如西替利嗪，氯苯那敏）的制剂缓解症状。

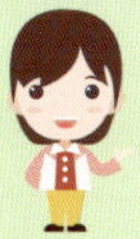

不过应注意的是没有明确的使用抗生素的指征时，切勿盲目使用抗生素，这样会引起耐药性。

2. 急性肠胃炎

除了一些严重感染、休克所致的应激反应之外，急性肠胃炎主要是由于细菌感染、误食细菌污染的食物或毒性、刺激性物质、食物过敏、肠胃内异物、精神情绪波动等因素引起的。

急性肠胃炎发病很迅速，轻者仅有一些食欲不振、腹痛、恶心、呕吐、拉肚子等症状，重者可能出现呕血、黑便、脱水、电解质紊乱，感染全身中毒等症状。

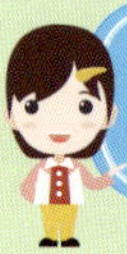

如果有以上严重症状请立即去医院就医。

急性肠胃炎最常见的症状就是肠胃痉挛和呕吐、拉肚子。

肠胃痉挛可以根据医生的指导服用解痉药如颠茄等。

呕吐的患儿可以服用一些保护胃黏膜的药物如磷酸铝凝胶。

拉肚子的患儿可以服用一些止泻的药物，如蒙脱石散或一些益生菌等。

总而言之，患儿应该尽量卧床休息，鼓励摄入清淡流质或半流质食品，减少对肠胃的进一步刺激，如果出现脱水症状，病情轻者可口服补盐液以补充体液的丢失。如果持续呕吐或明显脱水，则需去医院静脉补充电解质。

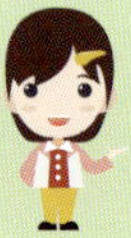

抗生素对本病的治疗作用是有争议的，但对于感染性腹泻，可适当选用有针对性的抗生素。但应在医生的指导下使用，防止滥用。

3. 腹泻病

小儿腹泻是多种原因引起的以腹泻为主的一组疾病。

主要特点为大便次数增多和性状改变，可伴有发热、呕吐、腹痛等症状及不同程度水、电解质、酸碱平衡紊乱。

秋季急性腹泻又是最常见的一种幼儿腹泻，寒冷季节的婴幼儿腹泻 80% 由病毒感染引起，少部分由细菌或真菌引起。轻度的腹泻，及时纠正脱水往往就可以很快自愈。

那如何判定自己的孩子腹泻只是轻度的腹泻呢？主要是观察几点：

（1）大便是否带血或者有无黏液性大便，这里指的血是混在大便里的，而不是附着于大便上的，因为附着于大便上的血迹很有可能是肛裂引起的。

（2）宝宝已经好几个小时拒绝喝水或进食了，或者一吃就吐的情况。

（3）严重腹痛，家长应注意孩子的表现比如说不玩了，身体蜷着，满头大汗等。

（4）行为改变，易怒或对外界无回应。

（5）中度或重度脱水，比如孩子已经出现精神差、口唇发干，哭的时候没有眼泪，小便量少发黄等等。

（6）孩子小于 3 个月，代偿能力差，如果腹泻很容易脱水。如果是家长观察到这几点，要及时送孩子去医院治疗，如果没有送医院那就可以暂时在家治疗，再随时观察孩子的病情变化。

对于单纯的轻中度急性腹泻的患儿，不推荐运动饮料或家庭自制的盐水，这种含有大量钠离子（Na^+）的液体反而会加剧电解质失衡的状态，而且过高的糖分会加剧脱水和腹泻。

口服补盐液是有效、依从性高的药物，家长应按照说明书要求将粉末对成补盐液，而不应该擅自更改其比例。

4. 过敏性鼻炎

过敏性鼻炎症，是鼻腔黏膜的变应性疾病，并可引起多种并发症。主要是遗传造成的过敏体质或接触过敏原引发的。

家中最主要的过敏原是尘螨、霉菌、宠物和昆虫等。在与人体密切接触的床上用品、内衣上，尘螨及其排泄物较多；室内霉菌易在潮湿、温暖、通气不良的环境中生长。

户外过敏原在春、夏、秋、冬都可能存在，尤其是季节变化时更容易引发。春季的花粉，秋冬的冷空气。

另外，近年来污染加重，空气中的ＰＭ 2.5 和家庭装修造成的甲醛，它们虽然不是过敏原，却是季节性过敏性鼻炎发作的强刺激物。

过敏性鼻炎是很难受的，而且它还是一种没法完全根治的疾病。可发生于任何年龄包括幼婴时期。

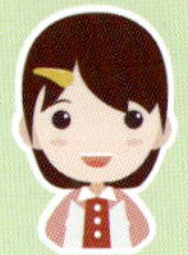

喷嚏、鼻痒、流涕和鼻堵塞是最常见的四大症状。

患过敏性鼻炎是由于身体的免疫系统出现了小小的问题，因为我们正常的免疫系统对花粉、尘螨能识别，所以不会有反应。但是患过敏性鼻炎的人则不然，免疫系统会把我们认为正常的东西当作异己去攻击。在攻击过程中，身体会产生抗体，在产生抗体的过程中，体内会有炎性物质分泌，这种炎性物质，比如组胺，会导致鼻塞、流鼻涕、打喷嚏，这就是过敏症状。

过敏性鼻炎的治疗除了服用抗过敏的药物和使用鼻喷雾剂之外，还可以使用生理性盐水冲洗鼻腔，每天一到两次，这样不仅可以把鼻腔分泌物和过敏原从鼻腔清洗出去、保持鼻腔湿润，还可以改善鼻黏膜细胞功能，使鼻腔分泌物更容易排出。

冲洗的方法：每次使用 200 ～ 300 毫升生理食盐水。可以到药店购买专用洗鼻器自行按说明使用或者在水盆前头朝下，将水由一个鼻孔吸入，部分进入口腔的水可以由嘴巴吐出；两侧交替使用。

同时使用的鼻喷剂应该洗鼻后再使用。洗鼻时使用的药物根据用量加入到生理盐水中使用。洗鼻器使用后应及时清洗消毒，以避免不必要的细菌感染。

5. 湿疹

湿疹属于过敏性疾病，是由多种内外因素引起的瘙痒剧烈的一种皮肤炎症反应，好发于 5 岁以下儿童，而且是种反复发作的疾病，但其确切的病因还未完全研究清楚。

引起湿疹的原因很多，除了遗传原因外，过敏是个比较普遍的问题，宝宝们的湿疹常常与他们不成熟的免疫系统有关，是没法完全根治的。

家长常常认为食物过敏是引起湿疹的主要原因，所以想要找出过敏原或避免让孩子吃一些易引发过敏的食物，比如牛奶、鸡蛋等。但临床证据表明，回避这些宝宝生长发育所必需的可疑过敏食物，并不能有效预防和缓解婴儿湿疹的发作，除非是全身广泛发作的严重湿疹需要考虑食物过敏，否则，对轻中度湿疹而言，查找食物过敏原意义也不大。

轻度湿疹：使用低敏的护肤霜保持皮肤湿润就可以控制症状；

中重度的湿疹：在保湿的同时还需要配合使用中弱效的外用激素，如果皮肤有破口合并细菌或是真菌感染的话，还要联合使用抗细菌或者抗真菌感染的药膏。

很多家长认为激素是洪水猛兽，不应该给孩子使用，但如果家长听信网络传言，反而会延误宝宝湿疹的治疗，让很容易控制住的小面积湿疹拖成大面积不易控制的难治湿疹。

宝宝患湿疹了，寻找过敏源对治疗意义并不大，反而给宝宝增加负担。如果是轻度的，用低敏护肤霜保持皮肤滋润，避免过热日晒和衣物摩擦等物理刺激，避免洗护用品的化学刺激就能控制病情。如果病情严重，除了上述护理手段外，还要听医生的话，该用外用激素软膏就得用，如肤轻松、皮炎平等，以免延误治疗。

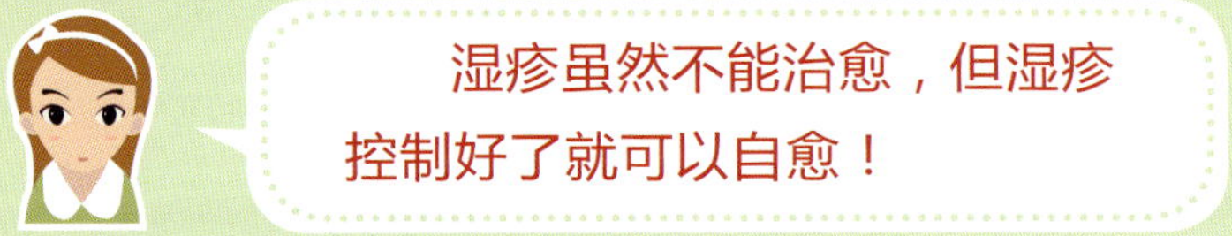
湿疹虽然不能治愈，但湿疹控制好了就可以自愈！

十五、儿童慢性病及用药

1. 哮喘

哮喘是一种严重影响小儿身心健康的最常见呼吸道疾病，由于空气污染的日益严重，近年来儿童哮喘的患病率及死亡率均有上升趋势。

哮喘是反复发作的慢性病程，严重影响了患儿的学习、生活及活动，影响儿童青少年的生长发育，不少儿童哮喘患者由于治疗不及时或治疗不当最终发展为成人哮喘而迁延不愈，肺功能受损，部分患者甚至完全丧失体力活动能力，严重哮喘发作，若未得到及时有效治疗，可以致命。

哮喘具有多种特性，家长应该时刻注意，让自己的孩子避开过敏原或在容易发作的季节提高警惕。

1）诱发性：多为变应原引发，当遇到诱发因素（如尘螨、粉尘、花粉等）时呈发作性加重。

2）时间节律性：常在夜间及凌晨发作或加重。

3）季节性：常在秋冬季节发作或加重。

4）可逆性：平喘药通常能够缓解症状，可有明显的缓解期。

治疗儿童哮喘，吸入 $\beta 2$ 激动剂（如沙丁胺醇等）是应急缓解症状的首选药物，他可以帮助舒张支气管。

如果在哮喘持续状态时，可以配合雾化吸入激素治疗或口服茶碱或白三烯调节剂。

但哮喘患者，经过上述治疗仍长期反复发作时，应立即送医院，在医生的建议下可考虑做强化治疗。即按照严重哮喘发作处理（给予大剂量吸入糖皮质激素等治疗），待症状完全控制后，逐渐减少激素用量。

哮喘控制药物主要有：

1）吸入性糖皮质激素；

2）吸入性长效 β2 受体激动剂；

3）白三烯调节剂；

医师会评估患儿情况进行个体化治疗，这类药的吸入不但能预防哮喘发作，也能预防运动、气候变化等因素引起的哮喘发作。

家长应该帮助哮喘的患儿树立积极的心态和加强自我保护意识，在急性发作时可以学会自我放松，也有助于哮喘的恢复，平时加强锻炼，学会腹式呼吸，避免过敏原。

2. 小儿癫痫

癫痫是小儿时期常见的一种病因复杂的、反复发作的神经系统综合征。是由阵发性、暂时性脑功能紊乱所致的惊厥发作。

病因分为原发性和继发性两种，主要因小儿神经系统发育不健全，大脑皮层受到刺激产生过度异常放电所致。

临床表现为反复发作的肌肉抽搐，意识、感觉及情感等方面短暂异常。惊厥时绝大多数小儿不省人事、两眼紧闭或半睁，眼球上翻、牙关紧闭、口角抽动、头向后仰、四肢反复屈伸、口唇青紫、身体强直，持续十几秒钟到数分钟。

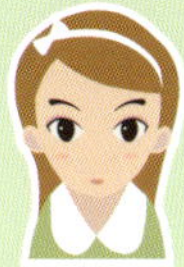

癫痫发作时，我们该怎么处理？

家长不要惊慌、沉着处理，不必用外力强行制止患儿的发作或按压患儿的四肢。对于戴眼镜的患儿，要立即将眼镜摘下。

患儿发作的时候，要有专人守护，应立即用一双筷子缠上布塞入上下牙之间，防止咬舌致伤；解开上衣，将头部转向一侧，防止呕吐物或分泌物吸入气管引起窒息，必要时要及时将分泌物吸出。大多数患儿可在短时间内清醒，如抽搐不断，长时间未清醒，呼吸困难或身体受伤，则要拨打急救电话寻求医生的帮助。

如果孩子患了癫痫，家人不要过分紧张，因为随着医疗水平的提高，约90%的患儿通过治疗可以让病情得到控制，多数患儿可有望不再复发。

儿童癫痫较常用的抗癫痫药物主要有：左乙拉西坦、奥卡西平、拉莫三嗪、丙戊酸钠等。

家长应该有足够的信心，要督促癫痫患儿按时按量、准确无误服药，防止少服、漏服和多服；并且家长不可随便更换剂量。

无论是增加还是减少剂量以及更换药物品种，均应在医生指导下进行。

在癫痫病完全控制后，才可考虑逐渐停止治疗，减少剂量过程也需一年以上，切忌短期或突然停止治疗。

3. 幽门螺旋杆菌（HP）感染胃炎

HP寄生在胃黏膜组织中，67%～80%的胃溃疡和95%的十二指肠溃疡是由HP引起的。

慢性胃炎和消化道溃疡患者的普遍症状为：食后上腹部饱胀、不适或疼痛，常伴有其他不良症状，如暖气、腹胀、反酸和食欲减退等。有些病人还可出现反复发作性剧烈腹痛、上消化道少量出血等。

HP感染治疗用药方案是十分成熟的，只要家长配合医生的治疗，督促孩子按时服药是可以治愈的。

HP阳性的治疗方案包括两大类：

一是以抗生素为主，辅加抑酸剂（铋剂）的方案；

二是以质子泵抑制剂的方案。常配用抗生素如克拉霉素和阿莫西林等。

预防HP，应避免家庭群集性感染HP，尤其是避免口对口的喂饭。

很多老人习惯性的用嘴嚼碎食物喂给孩子吃，这是小孩子感染HP很重要的方式。